糖尿病ケア+ 2025年 春季増刊

病棟・外来・施設・在宅で使える

高齢糖尿病患者の病態・治療・アプローチ

編集 大阪市立総合医療センター 糖尿病・内分泌内科 部長
細井 雅之

MC メディカ出版

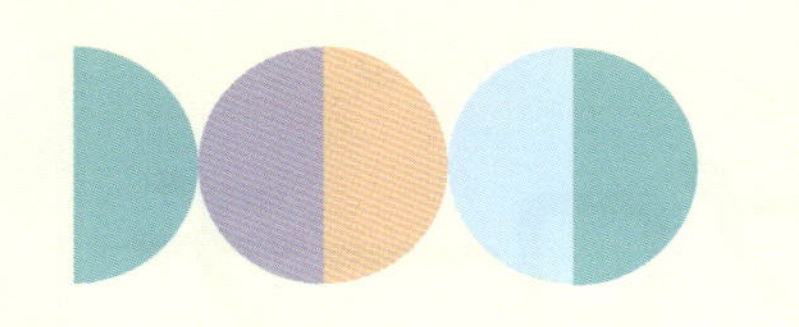

はじめに

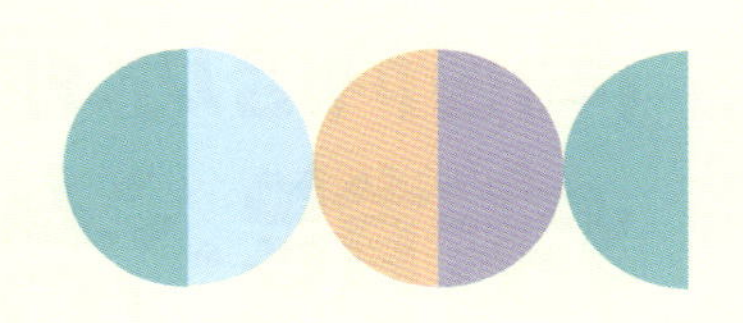

高齢化がすすむわが国では、高齢の糖尿病患者が増加しています。高齢になると、身体面・心理面ともに、それまでとは大きく変化します。それに伴い、糖尿病の治療にも「これまでどおり」とはいかない部分が出てきます。ほかの疾患や全身状態もあわせて、よりきめこまかな治療・ケアが必要となります。また、患者本人だけではなく、家族や介護者、地域との連携も欠かせません。

本書では、高齢糖尿病患者の病態・治療・アプローチに関するＱ＆Ａと、病院や施設、在宅療養などさまざまな場面での症例解説で、高齢糖尿病への理解が深まる内容を学んでいただけます。また、高齢患者とその家族に渡せる患者説明シートもつけました。高齢糖尿病患者へのよりよいかかわりにつながる１冊です。ぜひご活用ください。

最後に、超ご多忙にもかかわらず、わかりやすくご執筆いただいたわが国の糖尿病診療のトップランナーである各先生に深謝申し上げます。

2025年１月

大阪市立総合医療センター 糖尿病・内分泌内科 部長

細井 雅之

病棟・外来・施設・在宅で使える

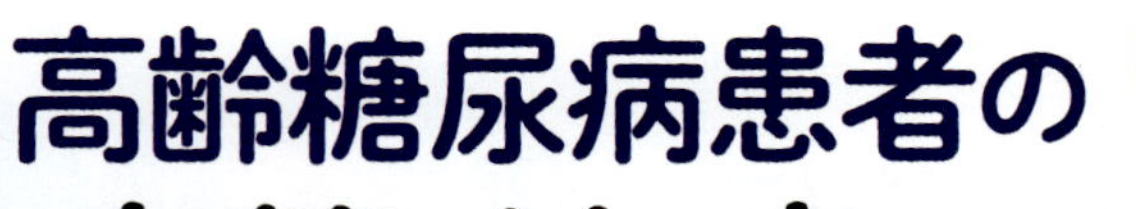

高齢糖尿病患者の病態・治療・アプローチ

CONTENTS

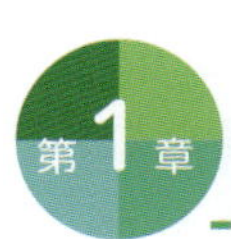

高齢糖尿病患者の病態・特徴

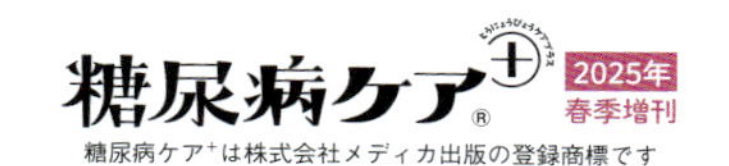

第2章 高齢糖尿病患者の治療とアプローチ

第3章 症例でわかる高齢糖尿病患者へのアプローチ

第4章 患者や家族にわたせる説明シート ダウンロード

編集・執筆者一覧

編集

細井雅之　ほそいまさゆき　大阪市立総合医療センター 糖尿病・内分泌内科 部長

執筆者（50音順）

安西慶三　あんざいけいぞう　高邦会高木病院 糖尿病内分泌肝疾患センター　**2章14**

石垣　泰　いしがきやすし　岩手医科大学 医学部 内科学講座 糖尿病・代謝・内分泌内科分野 教授　**4章1、2**

石黒　創　いしぐろはじめ　新潟大学大学院 医歯学総合研究科 特任助教　**1章8**

稲垣暢也　いながきのぶや　公益財団法人田附興風会医学研究所北野病院 理事長　**1章4**

今川彰久　いまがわあきひさ　大阪医科薬科大学 内科学Ｉ 教授　**2章6**

入江潤一郎　いりえじゅんいちろう　関西医科大学附属病院 糖尿病科 診療科長・診療教授　**1章5**

岩垂とき葉　いわだれときは　上伊那生協病院 療養病棟 糖尿病看護認定看護師　**2章15**

植田福裕　うえだふくひろ　大蔵内科／羽衣国際大学 人間生活学部 教授　**2章2**

臼井玲華　うすいれいか　京都保健会総合ケアステーションわかば訪問看護 日本糖尿病療養指導士　**3章4**

繪本正憲　えもとまさのり　大阪公立大学大学院 医学研究科 代謝内分泌病態内科学・腎臓病態内科学 教授　**1章6**

大坂貴史　おおさかたかふみ　綾部市立病院 内分泌・糖尿病内科 部長　**2章11**

岡本　唯　おかもとゆい　川崎医科大学附属病院 糖尿病・代謝・内分泌内科　**1章3**

奥田美里　おくだみさと　京都保健会総合ケアステーションわかば訪問看護 京都府糖尿病療養指導士　**3章4**

小倉雅仁　おぐらまさひと　独立行政法人国立病院機構京都医療センター 糖尿病内科 診療科長／糖尿病センター長　**1章4**

小澤栄稔　おざわはるとし　大阪大学大学院 医学系研究科 内分泌・代謝内科学／ライフスタイル医学寄附講座 助教　**1章2**

越智章展 おちあきのぶ 大阪公立大学大学院 医学研究科 代謝内分泌病態内科学 講師 **1章6**

加藤則子 かとうのりこ 加藤内科クリニック 管理栄養士 **3章1**

加藤光敏 かとうみつとし 加藤内科クリニック 院長 **3章1**

金藤秀明 かねとうひであき 川崎医科大学 糖尿病・代謝・内分泌内科学教室 教授 **1章3**

蔵本真宏 くらもとまさひろ 大阪市立総合医療センター 医療技術部 栄養部 副部長 **2章1**

源氏博子 げんじひろこ 大阪市立十三市民病院 栄養部 **2章4**

酒井菜穂子 さかいなおこ 八尾徳洲会総合病院 看護部 日本糖尿病療養指導士 **4章9、10**

坂口一彦 さかぐちかずひこ 神戸大学医学部附属病院 総合内科 診療科長 **2章7**

坂本美輝 さかもとみき 大阪市立総合医療センター 医療技術部 栄養部 管理栄養士 **2章1**

島谷浩幸 しまたにひろゆき 医療法人恵泉会堺平成病院 歯科科長 **1章9**

下　直樹 しもなおき 和歌山県立医科大学 医学部 内科学第一講座 講師 **1章10**

下村伊一郎 しもむらいいちろう 大阪大学大学院 医学系研究科 内分泌・代謝内科学 教授／診療科長 **1章2**

新谷光世 しんたにみつよ 大阪府済生会中津病院 糖尿病内分泌内科 部長 **3章2**

杉本　研 すぎもとけん 川崎医科大学 総合老年医学 教授 **1章7**

鈴木　亮 すずきりょう 東京医科大学 糖尿病・代謝・内分泌内科学分野 主任教授 **2章12**

武居晃平 たけすえこうへい 京都大学大学院医学研究科 糖尿病・内分泌・栄養内科学 **1章1**

田中永昭 たなかながあき 国家公務員共済組合連合会枚方公済病院 内分泌代謝内科 部長 **4章5、6**

田丸新一 たまるしんいち 東京医科大学 糖尿病・代謝・内分泌内科学分野 助教 **2章12**

塚本恵里香 つかもとえりか 社会福祉法人愛信芳主会 理事長／社会福祉士 精神保健福祉士 **3章3**

寺内康夫 てらうちやすお 横浜市立大学附属病院 内分泌・糖尿病内科 診療科部長／教授 **2章5**

野見山崇 のみやまたかし 順天堂大学医学部附属静岡病院 糖尿病・内分泌内科 教授 **4章7、8**

長谷川由佳 はせがわゆか 京都府立医科大学大学院 医学研究科 内分泌・代謝内科学 病院助教 **2章9**

平松裕貴 ひらまつゆき 社会福祉法人恩賜財団済生会横浜市南部病院 糖尿病・内分泌内科 **2章5**

福井道明 ふくいみちあき 京都府立医科大学大学院 医学研究科 内分泌・代謝内科学 教授 **2章9**

福本真也 ふくもとしんや 大阪公立大学大学院 医学研究科 先端予防医療学 准教授 **4章3、4**

藤井純子 ふじいじゅんこ 佐賀大学医学部附属病院 看護部 慢性疾患看護専門看護師／糖尿病看護特定認定看護師 **2章14**

藤澤玲子 ふじさわれいこ 大阪医科薬科大学 内科学Ⅰ 助教 **2章6**

藤田義人 ふじたよしひと 京都大学大学院医学研究科 糖尿病・内分泌・栄養内科学 講師 **1章1**

藤本浩毅 ふじもとひろき 大阪公立大学医学部附属病院 栄養部 保健副主幹 **2章3**

細井恵理子 ほそいえりこ 大阪医科薬科大学 内科学Ⅰ レジデント **2章6**

松岡孝昭 まつおかたかあき 和歌山県立医科大学 医学部 内科学第一講座 教授 **1章10**

松久宗英 まつひさむねひで 徳島大学 先端酵素学研究所 所長／糖尿病臨床・研究開発センター長 教授 **2章8**

丸尾裕美子 まるおゆみこ 関西医科大学 内科学第二講座 糖尿病科 助教 **1章5**

南　太一 みなみたいち 社会福祉法人恩賜財団済生会横浜市南部病院 糖尿病・内分泌内科 医長 **2章5**

宮城　恵 みやぎめぐみ 大阪市立総合医療センター 看護部 日本糖尿病療養指導士 **2章13**

元山宏華 もとやまこうか 大阪市立総合医療センター 糖尿病・内分泌内科 副部長 **2章10**

矢部大介 やべだいすけ 京都大学大学院医学研究科 糖尿病・内分泌・栄養内科学 教授 **1章1**

資料ダウンロード方法

本書の資料は、WEB ページからダウンロードすることができます。以下の手順でアクセスしてください。

■メディカ ID（旧メディカパスポート）未登録の場合

メディカ出版コンテンツサービスサイト「ログイン」ページにアクセスし、「初めての方」から会員登録（無料）を行った後、下記の手順にお進みください。

https://database.medica.co.jp/login/

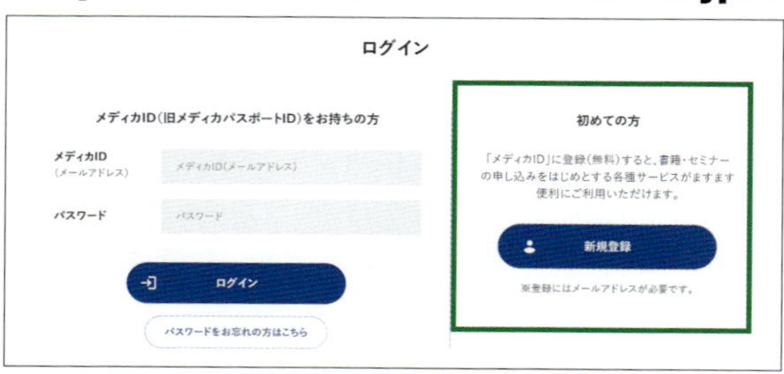

■メディカ ID（旧メディカパスポート）ご登録済の場合

①メディカ出版コンテンツサービスサイト「マイページ」にアクセスし、メディカ ID でログイン後、下記のロック解除キーを入力し「送信」ボタンを押してください。

https://database.medica.co.jp/mypage/

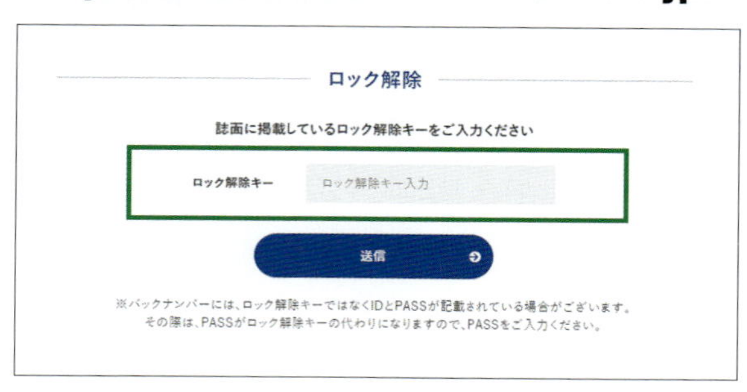

②送信すると、「ロックが解除されました」と表示が出ます。「ファイル」ボタンを押して、一覧表示へ移動してください。

③ダウンロードしたい資料のサムネイルを押すと「ダウンロード」ボタンが表示され、資料のダウンロードが可能になります。

ロック解除キー　My22ktA9

＊WEB ページのロック解除キーは本書発行日（最新のもの）より 3 年間有効です。有効期間終了後、本サービスは読者に通知なく休止もしくは終了する場合があります。
＊メディカ ID・パスワードの、第三者への譲渡、売買、承継、貸与、開示、漏洩にはご注意ください。
＊ロック解除キーの第三者への再配布、商用利用はできません。データは研修ツール（講義資料･配布資料など）としてご利用いただけます。
＊図書館での貸し出しの場合、閲覧に要するメディカ ID 登録は、利用者個人が行ってください（貸し出し者による取得･配布は不可）。
＊雑誌や書籍、その他の媒体および学術論文に転載をご希望の場合は、当社まで別途お問い合わせください。
＊データの一部またはすべての Web サイトへの掲載を禁止します。
＊ダウンロードした資料をもとに作成・アレンジされた個々の制作物の正確性・内容につきましては、当社は一切責任を負いません。

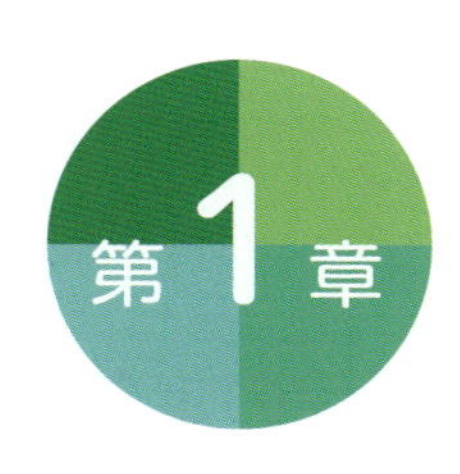

高齢糖尿病患者の病態・特徴

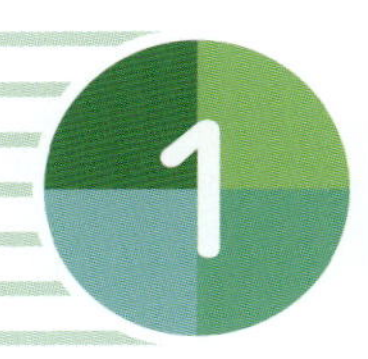

高齢になると糖尿病を発症しやすくなるの？

京都大学大学院医学研究科 糖尿病・内分泌・栄養内科学 **武居晃平** たけすえ・こうへい
京都大学大学院医学研究科 糖尿病・内分泌・栄養内科学 講師 **藤田義人** ふじた・よしひと
京都大学大学院医学研究科 糖尿病・内分泌・栄養内科学 教授 **矢部大介** やべ・だいすけ

糖尿病の定義

糖尿病は「インスリン作用不足による慢性の高血糖状態を主徴とする代謝疾患群」と定義されます（**図1**）[1)]。その定義や診断基準は非高齢者と高齢者で変わることはありませんが[2)]、高齢者では2型糖尿病の発症リスクが高まるため、本稿ではその背景を疫学や病態の観点から解説します。また、1型糖尿病の発症リスクは高齢者で必ずしも増すわけではありませんが、近年、がん治療における免疫チェックポイント阻害薬が誘因となって発症するケースが増えており、その注意点についても述べます。

高齢者の糖尿病に関する疫学

国内で16万人を対象として1988年から2011年までに収集されたデータをもとに、糖尿病の有病率をみた研究では、60歳代および70歳代で著しい増加が認められました[3)]。さらに、2022年の「令和4年国民健康・栄養調査」においても、加齢とともに糖尿病が強く疑われる割合が増加する（**図2**）[4)]一方、低栄養傾向（体格指数［body mass index；BMI］≦20kg/m^2）の人の割合も増加しています。したがって、高齢者の糖尿病増加の原因を肥満に伴うインスリン抵抗性の増大だけで説明することは困難です。では、なぜ高齢者では糖尿病が増加するのでしょうか。

高齢者における2型糖尿病の病態

2型糖尿病は、膵β細胞のインスリン分泌障害と肝臓、筋肉、脂肪におけるインスリン作用障害（インスリン抵抗性）が複合的に関与して発症します（**図3**）[5)]。これまでの研究から、インスリン分泌は加齢とともに低下することが示唆されています[6)]。そのメカニズムとして、膵β細胞数の減少や、細胞老化による炎症性サイトカインやケモカインの分泌がインスリン分泌を障害する可能性が指摘されています。また、膵β細胞のミトコンドリ

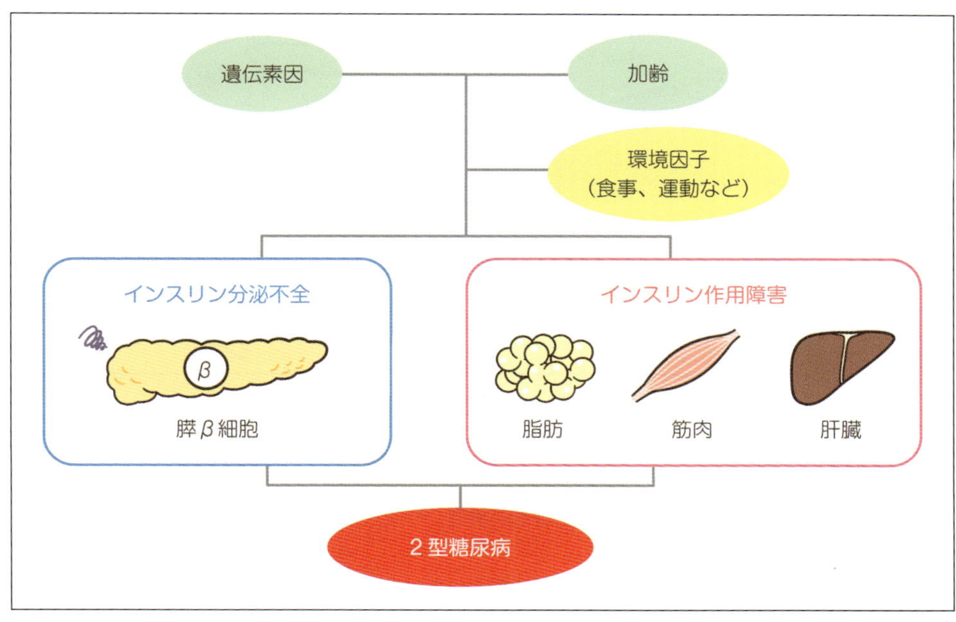

図1● 2型糖尿病の病態（文献1を参考に作成）

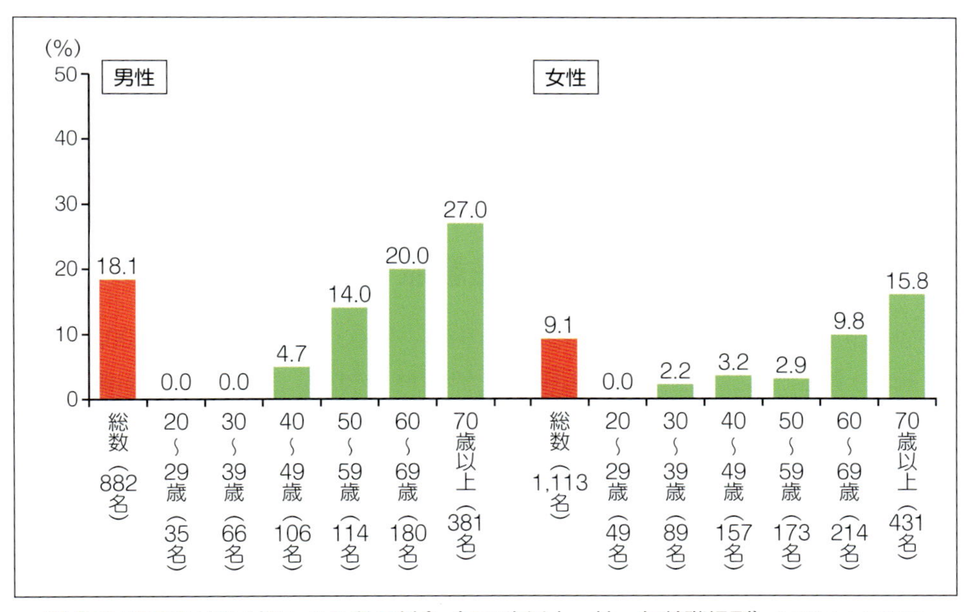

図2● 糖尿病が強く疑われる者の割合（20歳以上、性・年齢階級別）（文献4より引用）

アの質の悪化、テロメア長短縮が影響しているともいわれています[5)]。

一方、加齢による骨格筋量の減少、脂肪量の増加、身体活動量の低下がインスリン抵抗性を増大させる要因となります。とくに、肥満とサルコペニアを合併した「サルコペニア

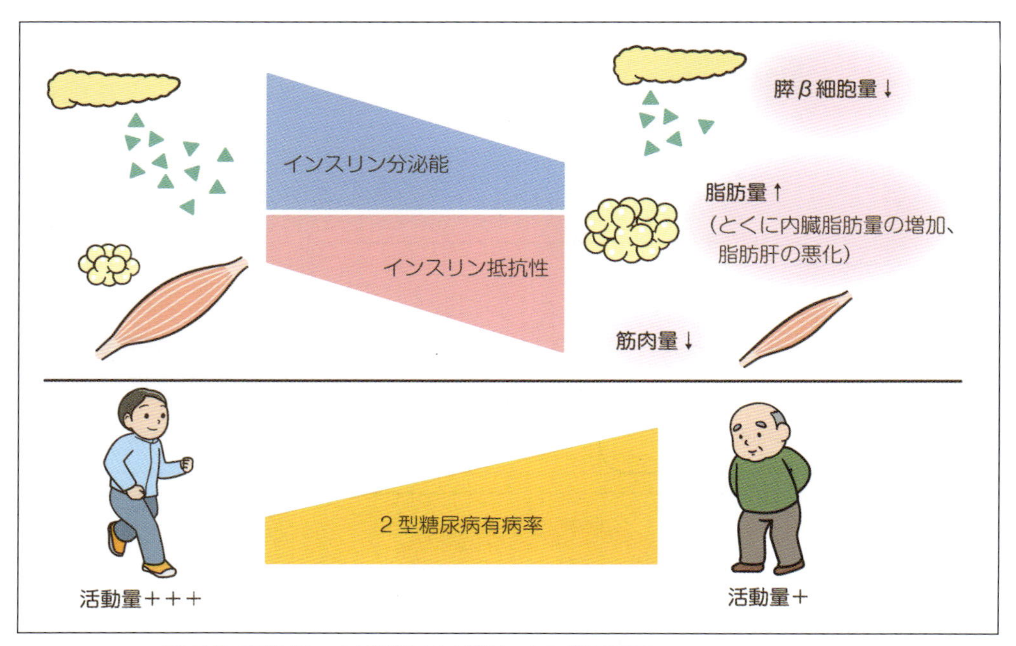

図 3 ● 高齢者で 2 型糖尿病が増加する背景因子（文献 5 を参考に作成）

肥満」が高齢者における糖尿病の有病率の上昇に寄与していると報告されています[6]。高齢者の 2 型糖尿病では、インスリン分泌障害とインスリン抵抗性増大の寄与度を比較すると、後者がより重要であるとする研究もあります[7]。

高齢者の 1 型糖尿病の疫学と注意点

国内における 1 型糖尿病をもつ人の平均年齢は、2003 年の 44.6 歳から 2023 年には 53.9 歳に上昇しており、高齢化していることがわかります[8]。国内のレセプト情報、特定健康診査などの情報を包括したナショナル・データベースを活用した調査では、2014～2017 年に診断された 1 型糖尿病 10,400 例の年齢階級別の発症率には大きな偏りはなく、高齢者でも注意が必要です（**表**）[9]。高血糖を認めた際は、尿ケトン体や血中 C ペプチドを測定し、1 型糖尿病を念頭に置いて、すみやかにインスリン療法の必要性を検討することが重要です。とくに近年、がん治療の進歩に伴い、免疫チェックポイント阻害薬による免疫関連有害事象（immune-related adverse events；irAE）としての 1 型糖尿病が増加しています。この薬剤を使用中に高血糖を認めた場合には、迅速かつ適切な対応が求められます。

＊　＊　＊

超高齢社会を背景に、2 型糖尿病を発症する高齢者はさらに増加することが予測されま

表● わが国における年齢階級別1型糖尿病の発症率（文献9を参考に作成）

年齢階級	男性（%）	女性（%）
0～19歳	3.94	5.22
20～39歳	5.57	4.83
40～59歳	5.70	4.99
60歳以上	3.48	3.31

す。2型糖尿病をもつ高齢者は、糖尿病以外にも多くの基礎疾患を合併していることが多く、薬物療法、食事療法、運動療法が複雑化する傾向にあります。そのため、発症予防には、十分なエネルギー摂取と適切な運動（とくにレジスタンス運動）の促進が重要です。そして発症した場合には、個々の病態、合併症や併存症の有無、社会的・経済的背景を考慮した個別化医療を実践することが肝要です。

引用・参考文献

1） 清野裕．糖尿病の診断と治療：現状と展望．日本内科学会雑誌．98（4），2009，713-6.
2） 日本老年医学会ほか編．“高齢者糖尿病の診断，病型”．高齢者糖尿病診療ガイドライン2023．東京，南江堂，2023，19-23.
3） Charvat, H. et al. Impact of population aging on trends in diabetes prevalence : A meta-regression analysis of 160,000 Japanese adults. J. Diabetes Investig. 6（5）, 2015, 533-42.
4） 厚生労働省．令和4年「国民健康・栄養調査」の結果．（https://www.mhlw.go.jp/stf/newpage_42694.html, 2024年12月閲覧）.
5） 日本糖尿病学会編・著．“高齢者糖尿病の病態と特徴”．糖尿病専門医研修ガイドブック：日本糖尿病学会専門医取得のための研修必携ガイド．改訂第9版．東京，診断と治療社，2023，426-7.
6） Al-Sofiani, ME. et al. Body composition changes in diabetes and aging. J. Diabetes Complications. 33（6）, 2019, 451-9.
7） Koo, BK. et al. Difference between old and young adults in contribution of β-cell function and sarcopenia in developing diabetes mellitus. J. Diabetes Investig. 7（2）, 2016, 233-40.
8） 糖尿病データマネジメント研究会．2023年度基礎集計閲覧．（http://jddm.jp/whatsnew/2200/, 2024年11月閲覧）.
9） Nishioka, Y. et al. Incidence and seasonality of type 1 diabetes : a population-based 3-year cohort study using the National Database in Japan. BMJ Open Diabetes Res. Care. 8（1）, 2020, e001262.
10） Aguayo-Mazzucato, C. Functional changes in beta cells during ageing and senescence. Diabetologia. 63（10）, 2020, 2022-9.

「高齢の糖尿病患者は血糖管理をゆるめにする」とはどういうこと？

大阪大学大学院 医学系研究科 内分泌・代謝内科学／ライフスタイル医学寄附講座 助教
小澤栄稔 おざわ・はるとし

大阪大学大学院 医学系研究科 内分泌・代謝内科学 教授／診療科長 **下村伊一郎** しもむら・いいちろう

高齢糖尿病患者と低血糖

1. 腎機能低下による低血糖

高齢糖尿病患者は重症低血糖をきたしやすいことがわかっています。重症低血糖が危惧される薬剤として、インスリン製剤や、スルホニル尿素（SU）薬や速効型インスリン分泌促進薬（グリニド薬）などのインスリン分泌促進薬があげられます。これらのいずれかを使用している高齢糖尿病患者では、加齢による腎機能低下に伴い、SU薬などのインスリン分泌促進薬が血中に蓄積して、低血糖をきたしやすくなります。また、インスリン製剤使用患者では腎機能低下によってインスリンの分解が遅延し、残存インスリンが増加するため、低血糖をきたしやすくなります。そのため、高齢糖尿病患者に対しては、なるべく低血糖リスクの低い薬剤を選択できないか検討することが重要です。

2. 低血糖症状の見逃しと対処能力の低下

高齢糖尿病患者は低血糖に対する自覚症状が乏しくなるため、低血糖に気づきにくくなります（無自覚性低血糖の増加）。低血糖時、一般的には発汗や悪寒、強い空腹感などの症状が現れることが多いですが、高齢糖尿病患者ではこうした症状が乏しくなるため、低血糖への対処が遅れ、重症低血糖につながるおそれがあります。また、低血糖症状そのものが非特異的であり、見逃されやすいことにも注意が必要です[1]。さらに高齢糖尿病患者では、感冒などによるシックデイで食事量が急に減った際に、低血糖に対する対処能力が低下していることも多いです。

高齢者はこれらの要因で低血糖を発症しやすく、また対処が遅れがちになるため重症低血糖のリスクが高くなります。日常生活活動度（activities of daily living；ADL）の低下も低血糖への対処を困難にする要因です。

3. 低血糖による影響

低血糖の頻度が高いと、認知機能低下およびうつ症状の進行につながります。認知機能が低下していると低血糖時の対応はさらにむずかしくなり、重症低血糖のリスクが上昇するという負のスパイラルに陥りがちです。うつ症状も重症低血糖のリスクです。低血糖の頻度増加からうつ症状をきたし、重症低血糖に至るという負のスパイラルに陥る危険性があります。さらに、重症低血糖は心血管疾患のリスクを約3倍まで増加させること、転倒による大腿骨近位部の骨折リスクが1.7倍となることが報告されています。以上のことから、高齢糖尿病患者では重症低血糖を避けることが非常に重要であり、とくに重症低血糖のリスクをもつ患者については血糖管理の目標値をゆるめにすることが肝要です。

高齢糖尿病患者の血糖管理目標

1. カテゴリー分類

2016年に日本糖尿病学会と日本老年医学会の合同委員会にて発表されていますが、高齢糖尿病患者の血糖管理目標を決定する際には、患者の特徴・健康状態でカテゴリーを3つに分類し、重症低血糖が危惧される薬剤を使用している場合はさらに目標値をゆるめる必要があります（**図**）[2]。カテゴリー分類をする際、①認知機能、②手段的ADL（買いもの、食事の準備、服薬管理、金銭管理、交通機関を使っての外出などのより複雑で多くの労作が求められる活動）および基本的ADL（移動、階段昇降、入浴、トイレの使用、食事、着衣、排泄などの基本的な日常生活動作）、③併存疾患・機能障害を評価します。

2. カテゴリー別の目標値

カテゴリーⅠは「認知機能正常、かつADLが自立している」群です。カテゴリーⅡは「軽度認知障害～軽度認知症を併存している」または「手段的ADLは低下しているが、基本的ADLは自立している」群です。カテゴリーⅢは「中等度以上の認知症」または「基本的ADLの低下」または「多くの併存疾患や機能障害」を有する群です。高齢糖尿病患者を対象としたJ-EDIT（The Japanese Elderly Intervention Trial）研究における2021年の報告によると、843人の患者をこれら3群に分けて比較した場合、死亡リスクについては年齢、性別、HbA1c、合併症などを調整してもカテゴリーⅠに対してカテゴリーⅡは1.8倍、カテゴリーⅢは3.1倍と増加したため、このカテゴリー分類は妥当なものと考えられます[3]。この3群に加え、重症低血糖が危惧される薬剤の使用の有無で血糖管理の目標値を検討します。

患者の特徴・健康状態[注1)]		カテゴリーⅠ ①認知機能正常 かつ ②ADL 自立		カテゴリーⅡ ①軽度認知障害～軽度認知症 または ②手段的 ADL 低下、基本的 ADL 自立	カテゴリーⅢ ①中等度以上の認知症 または ②基本的 ADL 低下 または ③多くの併存疾患や機能障害
重症低血糖が危惧される薬剤（インスリン製剤、SU 薬、グリニド薬など）の使用	なし 注2)	7.0%未満		7.0%未満	8.0%未満
	あり 注3)	65 歳以上 75 歳未満 7.5%未満 （下限 6.5%）	75 歳以上 8.0%未満 （下限 7.0%）	8.0%未満 （下限 7.0%）	8.5%未満 （下限 7.5%）

図●高齢者糖尿病の血糖コントロール目標（HbA1c 値）（文献 2 p.94 より）

治療目標は、年齢、罹病期間、低血糖の危険性、サポート体制などに加え、高齢者では認知機能や基本的ADL、手段的ADL、併存疾患なども考慮して個別に設定する。ただし、加齢に伴って重症低血糖の危険性が高くなることに十分注意する。

注１：認知機能や基本的ADL（着衣、移動、入浴、トイレの使用など）、手段的ADL（IADL：買い物、食事の準備、服薬管理、金銭管理など）の評価に関しては、日本老年医学会のホームページ（www.jpn-geriat-soc.or.jp/）を参照する。エンドオブライフの状態では、著しい高血糖を防止し、それに伴う脱水や急性合併症を予防する治療を優先する。

注２：高齢者糖尿病においても、合併症予防のための目標は7.0％未満である。ただし、適切な食事療法や運動療法だけで達成可能な場合、または薬物療法の副作用なく達成可能な場合の目標を6.0％未満、治療の強化が難しい場合の目標を8.0％未満とする。下限を設けない。カテゴリーⅢに該当する状態で、多剤併用による有害作用が懸念される場合や、重篤な併存疾患を有し、社会的サポートが乏しい場合などには、8.5％未満を目標とすることも許容される。

注３：糖尿病罹病期間も考慮し、合併症発症・進展阻止が優先される場合には、重症低血糖を予防する対策を講じつつ、個々の高齢者ごとに個別の目標や下限を設定してもよい。65歳未満からこれらの薬剤を用いて治療中であり、かつ血糖コントロール状態が図の目標や下限を下回る場合には、基本的に現状を維持するが、重症低血糖に十分注意する。グリニド薬は、種類・使用量・血糖値等を勘案し、重症低血糖が危惧されない薬剤に分類される場合もある。

【重要な注意事項】

糖尿病治療薬の使用にあたっては、日本老年医学会編「高齢者の安全な薬物療法ガイドライン」を参照すること。薬剤使用時には多剤併用を避け、副作用の出現に十分に注意する。

3. 使用薬剤による分類

1）重症低血糖が危惧される薬剤の使用がない場合

重症低血糖が危惧される薬剤の使用がない場合、HbA1c の下限値は設けません。カテゴリーⅡまでは HbA1c 7.0%未満を目標としますが、カテゴリーⅢでは厳格な血糖管理に向けた治療の強化がむずかしい場合もあるため、HbA1c の目標値は 8.0%未満とゆるめられています。カテゴリーⅢに該当する状態で、多剤併用（ポリファーマシー）による有害作用が懸念される場合や、重篤な併存疾患を合併している場合、社会的サポートが乏しい場合などでは、HbA1c 8.5%未満を目標とすることも許容されます。

2）重症低血糖が危惧される薬剤を使用している場合

重症低血糖が危惧される薬剤を使用している場合、重症低血糖を避けるため、図[2]のようにHbA1cの目標値をさらにゆるめ、目標値の1%低い値にHbA1cの下限値を設けます。また、これらの薬剤を使用している患者については、目標値内でも低血糖リスクがあります。そのため、低血糖を疑う症状（めまいやふらつき、ぼーっとしている、なんとなく活気がないなど）がないか、確認するようにしましょう。

重症低血糖予防の方法

1. 患者教育と薬剤変更

低血糖の高リスク群に対しては、重症低血糖を避けるための対策が必要です[4]。患者本人だけでなく介護者への教育も大事です。重症低血糖が危惧される薬剤を使用している場合は、リスクの低い他剤へ変更可能か検討します。高齢者では低血糖症状が非典型的な症状で起こりやすいため、ふだんと比較して変わった症状がある場合には血糖自己測定を行ってもらいます。血糖測定が不可能であれば、ブドウ糖または糖分を有する飲料水を摂取してもらい、症状変化の有無を確認することが望ましいです。シックデイなどの食事摂取量低下時に備え、薬剤の中止やインスリン製剤の減量についてあらかじめ指示しておくことも重要といえます。

2. J-EDIT研究の結果から

前述したJ-EDIT研究は、65歳以上85歳以下で血糖管理不良の高齢糖尿病患者（HbA1c 7.9%以上）か、リスク因子を有しているHbA1c 7.4%以上の患者を対象とし、登録した患者を無作為に強化治療群（HbA1cの目標値6.9%未満など）と通常治療群（治療目標なし）に分けて6年間追跡した研究です。この研究では、強い血糖管理は推奨しないことを提示しています[5]。たとえば脳卒中リスクについて検討したところ、HbA1c 7.3～7.8%の群および7.9～8.7%の群と比較して、7.2%以下の群の脳卒中頻度が有意に高かったのです。また累積脳卒中頻度についていちばん低かったのはHbA1c 7.3～7.8%の群でした。もちろん、血糖管理が非常に不良な群（HbA1c 8.8%以上）がいちばん累積脳卒中頻度が多かったのですが、その次に多かったのはHbA1c 7.2%以下の群でした。この原因はあきらかではありませんが、厳格な血糖管理をめざそうとした結果、低血糖頻度が増加したことが誘因の一つと考えられています。

＊　＊　＊

高齢糖尿病患者は重症低血糖を発症しやすいため、低血糖を回避するためには血糖管理をゆるめにすることが重要です。重症低血糖が危惧される薬剤を使用している高齢糖尿病患者については血糖管理目標をさらにゆるめに設定し、可能であれば薬剤の減薬や、低血糖リスクの低い治療薬への変更ができないか検討することが望ましいです。個々の病態に合わせ、血糖管理の目標値を患者ごとに決めていくことが肝要であるため、高齢糖尿病患者の診療の際には患者の病態を把握し、どのカテゴリーに入るか確認しつつ治療方針を決めていきましょう。また、経過によって合併症の増加や認知機能、ADLが低下する可能性もあります。状態に合わせて血糖管理をゆるめていく必要があることも念頭に置き、診療に臨みましょう。

引用・参考文献

1) Bremer, JP. et al. Hypoglycemia unawareness in older compared with middle-aged patients with type 2 diabetes. Diabetes Care. 32（8）, 2009, 1513-7.
2) 日本老年医学会・日本糖尿病学会編・著. “4. カテゴリー分類による血糖コントロール目標”. 高齢者糖尿病診療ガイドライン2023. 東京, 南江堂, 2023, 93-5.
3) Omura, T. et al. Functional categories based on cognition and activities of daily living predict all-cause mortality in older adults with diabetes mellitus : The Japanese Elderly Diabetes Intervention Trial. Geriatr. Gerontol. Int. 21（6）, 2021, 512-8.
4) 日本糖尿病学会編・著. 糖尿病専門医研修ガイドブック：日本糖尿病学会専門医取得のための研修必携ガイド. 改訂第9版. 東京, 診断と治療社, 2023, 616p.
5) Araki, A. et al. Non-high-density lipoprotein cholesterol : an important predictor of stroke and diabetes-related mortality in Japanese elderly diabetic patients. Geriatr. Gerontol. Int. 12（Suppl 1）, 2012, 18-28.

逆に、厳格な血糖管理が必要となる高齢糖尿病患者もいるの？

川崎医科大学附属病院 糖尿病・代謝・内分泌内科 **岡本唯** おかもと・ゆい
川崎医科大学 糖尿病・代謝・内分泌内科学教室 教授 **金藤秀明** かねとう・ひであき

糖尿病患者の高齢化

近年、糖尿病患者の高齢化が進んでいます。2019年の「令和元年国民健康・栄養調査」では、「糖尿病が強く疑われる者」のうち70歳以上の割合が男女ともに20%を超えました[1)]。65歳以上の高齢者においても血糖管理が血管合併症進展に影響するため、年齢のみを理由に厳格な血糖管理を放棄すべきではありません。しかし、高齢者は日常生活動作（activities of daily living；ADL）や認知機能の低下、併存疾患、サポート体制などの患者背景によっては、厳格な血糖管理により重症低血糖をひき起こすリスクがあります。

とくに、病歴が長く内因性インスリン分泌能が低下している2型糖尿病患者や1型糖尿病患者では、低血糖リスクのある薬剤を使用せざるをえず、頻回な低血糖による糖尿病網膜症の悪化や無自覚性低血糖のリスクがあり、死亡リスクが上がることも念頭に置く必要があります。また、サルコペニア・フレイルを含む老年症候群など、高齢者特有の問題が注目されるようになりました。これらを踏まえ、個別に血糖管理目標を設定することが重要であり、本稿では低血糖予防に十分配慮することを前提に、厳格な血糖管理が必要な高齢糖尿病患者の特徴や、治療強化時の注意点について概説します。

高齢者の血糖管理目標の設定

1. 目標値のカテゴリー分類

高齢者糖尿病の血糖管理目標（**18ページ図**参照）[2)] は、まず認知機能やADLをもとに3つのカテゴリーに分類しますが、これは認知・生活機能質問票（the dementia assessment sheet for community-based integrated care system-8 items；DASC-8）を用いることで分類可能です。また、重症低血糖が危惧されるインスリン製剤、スルホニル尿素（SU）薬、速効型インスリン分泌促進薬（グリニド薬）などの使用の有無によって、さらに詳細に区分します。

2. 目標 HbA1c 値

合併症予防のための目標 HbA1c 値は高齢者糖尿病であっても 7.0%未満ですが、適切な食事療法や運動療法だけで達成可能な場合、または薬物療法の副作用なく達成可能な場合の目標を 6.0%未満、治療強化がむずかしい場合の目標を 8.0%未満とします。ただし、中等度以上の認知症、基本的 ADL の低下、多くの併存疾患／機能障害のいずれかに該当し、多剤併用（ポリファーマシー）による有害作用が懸念される場合や社会的サポートが乏しい場合などでは、高浸透圧高血糖状態、感染症などによる死亡リスクの急増を回避することを目的に 8.5%未満を目標とすることも許容されます。

重症低血糖が危惧される薬剤を使用している場合、各カテゴリーで目標 HbA1c の下限値が設定されています。なお、合併症発症／進展の阻止が優先される場合は、重症低血糖予防を講じつつ個別の目標や下限を設定します。また、65 歳未満から重症低血糖が危惧される薬剤を用いて治療中で、かつ血糖管理状態が目標や下限を下回る場合には、基本的に現状を維持しますが、重症低血糖に十分注意します。

厳格な血糖管理が必要な場合

1. 低血糖リスクよりベネフィットが上回る場合

高齢者糖尿病の血糖管理目標のカテゴリーⅠ・Ⅱに該当する人は、低血糖リスクの低い薬剤の使用を前提とし、厳格に血糖管理します。高齢者においても、慢性的な高血糖が心血管イベントを増加させることが報告されており[3)]、低血糖リスクよりベネフィットが上回る場合には厳格な管理目標の達成を目指すことが大切です。

また、特殊な状況下において血糖管理の重要性が強調される場面があります。高血糖と感染症との関連を示す報告は多く、耐糖能の悪化は肺炎、尿路感染症、皮膚感染症などのリスクを上昇させます。入院時の血糖値が 200mg/dL 以上の患者では、入院中の死亡や合併症が多くみられます[4)]。感染症予防のための目標 HbA1c 値は示されていませんが、これまでの報告を総合的に鑑み、入院中の血糖値を 200mg/dL 未満に管理することが重症化を回避するうえで選択肢となります。

2. 高齢者特有のリスクがある場合

高齢糖尿病患者では、フレイルや認知機能低下など高齢者特有のリスクに配慮する必要があります。また、低血糖への脆弱性は青・壮年の患者より格段に高い一方で、周術期血糖管理の重要性は変わるものではありません。『高齢者糖尿病治療ガイド 2021』[5)]や『日本版重症患者の栄養療法ガイドライン』[6)]では、低血糖を回避しながら目標血糖値を 140

～180mg/dL とすることが推奨されています。

低栄養でやせ型の高齢者では、インスリン作用不足による慢性的な高血糖が低栄養を助長することがあります。インスリン療法によるインスリン作用不足の改善によって代謝失調を予防することも大切であり、低血糖に留意しながらより厳格な血糖管理がすすめられる場合もあります。このように、高齢者では単に個別化して血糖管理目標を設定するだけでなく、平時と特殊な状況下に分けて管理方法や目標を柔軟に変更することも大切な視点だと考えられます。

症例における治療を考える

以下の症例について、血糖管理目標を設定し、治療方針を考えてみましょう。

1. 症例

80 歳代男性、認知症はなく、ADL は自立し独居です。20 年来の 2 型糖尿病で、リナグリプチン 5mg を服用しています。HbA1c 7.8%、随時血糖値 185mg/dL と血糖値はやや高めです。間食の習慣があり、体格指数（body mass index；BMI）は 27kg/m^2、腹囲は 93cm です。脳梗塞の既往があります。糖尿病性神経障害はあるが、糖尿病網膜症はなく、糖尿病性腎症は第 2 期です。

2. 解説

75 歳以上の後期高齢者ですが、重症低血糖が危惧される薬剤は使用しておらず、高齢者糖尿病血糖管理目標においてはカテゴリーⅠに該当するため、目標 HbA1c は 7.0%未満となります。厳格な血糖管理をめざす一方、独居であるため、低血糖回避と服薬アドヒアランスの確保も重要です。また、動脈硬化が進行しており、糖尿病性腎症第 2 期であることから、心血管リスク低減や腎保護作用にフォーカスを当てた治療が有益です。さらに、BMI や腹囲から内臓脂肪型肥満があることがわかるため、SGLT2 阻害薬や GLP-1 受容体作動薬の追加を検討します。もちろん、食事療法や運動療法の見直し、血圧、脂質管理を含めた集学的な管理が重要となります。

厳格な血糖管理を行う際の注意点

1. 大切なのは低血糖予防

高齢者の血糖管理を行ううえでもっとも重要なのは、低血糖を予防することです。高齢者はふらつきや目のかすみなどの低血糖としては非典型的な症状を示すこともあるため、見逃さないよう注意が必要です。また、低血糖は認知機能障害をひき起こすことがあります。そのため、正しく薬剤が使用できず低血糖リスクが高くなる、といった悪循環をひき起こす要因にもなりえます。

2. 薬剤の使用

低血糖を起こしにくい薬剤としては、ビグアナイド薬、チアゾリジン薬、α-グルコシダーゼ阻害薬（α-GI）、DPP-4阻害薬、SGLT2阻害薬、GLP-1受容体作動薬、イメグリミン塩酸塩があげられます。病態や禁忌などに留意しながら、これらの薬剤を優先的に使用し、服薬回数の少ない薬剤の選択や配合薬の活用により、処方を簡素化することが大切です。高齢者では6種類以上の薬剤を処方すると、有害事象の発生リスクが高くなります[7)]。ポリファーマシーを防ぐとともに、医師、薬剤師、介護者間で十分な連携をとるように心がけましょう。

3. シックデイ・無自覚性低血糖

シックデイの対応は、家族とあらかじめ確認し、予想されるリスクに備える工夫が必要です。近年、持続血糖モニター（continuous glucose monitoring；CGM）が普及し、高齢者の無自覚性低血糖を発見しやすくなりました。患者や介護者の負担を軽減するため、むりなく続けられる血糖測定方法として、活用機会が増えることが期待されます。

引用・参考文献

1） 厚生労働省．令和元年国民健康・栄養調査報告．（https://www.mhlw.go.jp/content/001066903.pdf，2024年12月閲覧）．
2） 日本老年医学会・日本糖尿病学会編．"4．カテゴリー分類による血糖コントロール目標"．高齢者糖尿病診療ガイドライン2023．東京，南江堂，2023，93-5．
3） Yokote, K. et al. Association between glycemic control and cardiovascular events in older Japanese adults with diabetes mellitus : An analysis of the Japanese medical administrative database. J. Diabetes Investig. 12（11）, 2021, 2036-45.
4） McAlister, FA. et al. The relation between hyperglycemia and outcomes in 2,471 patients admitted to the hospital with community-acquired pneumonia. Diabetes Care. 28（4）, 2005, 810-5.
5） 日本糖尿病学会ほか編・著．高齢者糖尿病治療ガイド2021．東京，文光堂，2021，120p．
6） 日本集中治療医学会重症患者の栄養管理ガイドライン作成委員会．日本版重症患者の栄養療法ガイドライン．日本集中治療医学会雑誌．23（2），2016，185-281．
7） Kojima, T. et al. High risk of adverse drug reactions in elderly patients taking six or more drugs : analysis of inpatient database. Geriatr. Gerontol. Int. 12（4）, 2012, 761-2.

高齢糖尿病患者で注意すべき検査値や指標はあるの？

独立行政法人国立病院機構京都医療センター 糖尿病内科 診療科長／糖尿病センター長
小倉雅仁 おぐら・まさひと
公益財団法人田附興風会医学研究所北野病院 理事長 **稲垣暢也** いながき・のぶや

認知機能・ADL の評価[1、2)]

1. 認知機能の評価

1）検査の種類

認知機能検査としては改訂長谷川式簡易知能評価スケール（Hasegawa dementia scale-revised；HDS-R）やミニメンタルステート検査（mini-mental state examination；MMSE）などがあります。また、軽度認知障害（mild cognitive impairment；MCI）のスクリーニングとしてはMoCA-J（Japanese version of montreal cognitive assessment）も有用です。

2）各検査の評価方法

HDS-R は年齢、時間の見当識、場所の見当識、3 単語の即時記銘と遅延再生、計算、数字の逆唱、物品記銘、言語流暢性の 9 項目からなる 30 点満点の認知機能検査です。MMSE は時間の見当識、場所の見当識、3 単語の即時再生と遅延再生、計算、物品呼称、文章復唱、3 段階の口頭命令、書字命令、文書書字、図形模写の 11 項目から構成される 30 点満点の認知機能検査です。MoCA-J は視空間、遂行機能、命名記憶、注意力、復唱、語想起、抽象概念、遅延再生、見当識の 8 項目からなる 30 点満点の認知機能検査です。

MMSE 23 点以下、HDS-R 20 点以下、MoCA-J 18 点以下が認知症の疑いであり、MMSE 27 点以下、MoCA-J 25 点以下が、MCI の疑いです。かんたんな遂行機能の評価には、時計描画試験や Mini-Cog（mini-cognitive assessment instrument）が有用です。Mini-Cog は 3 語の遅延再生と時計描画を組み合わせた検査です。

2. ADL の評価

日常生活動作（activities of daily living；ADL）の代表的な測定指標としては、基本的 ADL では barthel index や katz index、手段的 ADL では Lawton の尺度や老研式活動能力指標があります。

3. 認知機能とADLの同時評価

これらの認知機能やADLの検査を日常の外来で行うには時間的な制約もあることから、より簡便に、かつ短時間で認知機能とADLを同時に評価できるツールとして、認知・生活機能質問票（the dementia assessment sheet for community-based integrated care system-8 items；DASC-8）が開発されています。DASC-8は地域包括ケアシステムにおける認知症アセスメントシート（the dementia assessment sheet for community-based integrated care system-21 items；DASC-21）の短縮版で、日本老年医学会によって策定されました。DASC-8では合計点が10点以下でカテゴリーⅠ、11～16点でカテゴリーⅡ、17点以上でカテゴリーⅢの可能性が高いと判定できます。ただし、DASC-8は原則的に患者をよく知る介護者などに日常の様子を聞きながら評価し、本人のみの場合は追加質問や様子の観察を行って判断することが必要です。

サルコペニア・フレイルの評価[1、2)]

1. サルコペニアの評価

サルコペニアは「高齢期にみられる骨格筋量の減少と筋力、もしくは身体機能（歩行速度など）の低下」と定義されます。一般の診療所などでは骨格筋量を測定するのは困難なこともあるため、まずかんたんにスクリーニングを行い、サルコペニアの可能性があれば生活指導介入や専門医への紹介を考慮することが望ましいです。

サルコペニアを簡便にスクリーニングするには、下腿周囲長測定（指輪っかテスト[3)]でもよい）、握力測定、5回いす立ち上がりテストなどが有用です。指輪っかテストですきまができる、握力が男性で28kg未満または女性で18kg未満である、5回いす立ち上がりテストで12秒以上である場合には、サルコペニアの可能性が高いです（**図1**）[3)]。

2. フレイルの評価

フレイルは「加齢に伴う予備能力低下のため、ストレスに対する回復力が低下し、要介護状態や死亡などに陥りやすい状態」と定義されます。代表的なフレイルの測定指標としては、改定日本版CHS（Japanese version of the cardiovascular health study；J-CHS）基準、簡易フレイルインデックス、また厚生労働省が介護予防や日常生活支援事業に役立てるために作成した基本チェックリストなどがあります。改訂J-CHS基準では体重減少、筋力低下、疲労感、歩行速度、身体活動の5項目を評価し、1～2項目該当がプレフレイル、3項目以上該当がフレイルです。簡易フレイルインデックスは体重減少、歩行速度（主観的）、身体活動、短期記憶、疲労の5項目を評価し、1～2項目該当がプレ

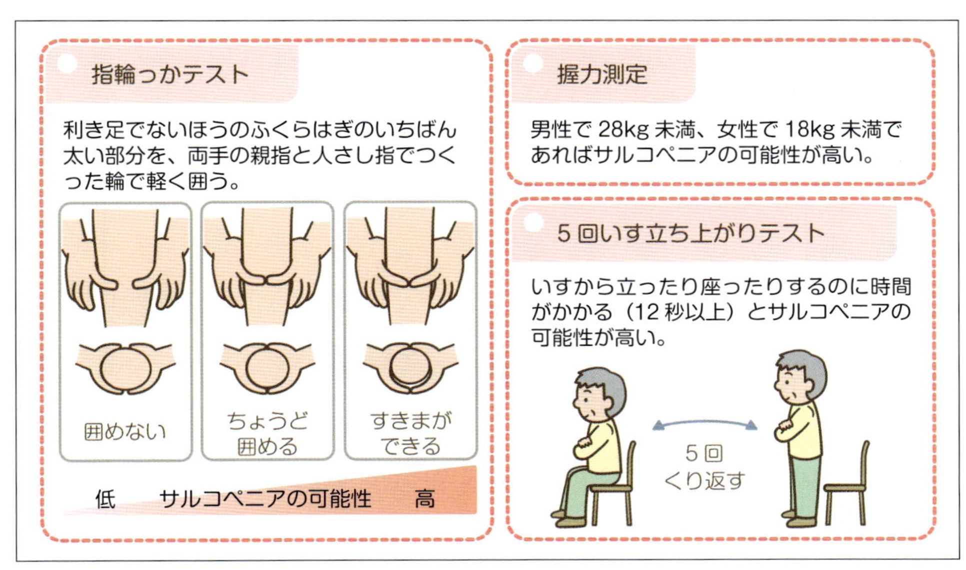

図 1 ● サルコペニアのスクリーニング（文献 3 を参考に作成）

フレイル、3 項目以上該当がフレイルになります。基本チェックリストは 25 項目の質問項目からなり、8 項目以上該当でフレイルです。

血液検査など

1. 腎機能の評価

高齢者はさまざまな併存疾患を有している可能性があるため、血液検査の異常を見逃さないようにすることが大切です。とくに腎機能に関しては、使用可能な薬剤の選択にも重要です。血清クレアチニン値、年齢、性別から計算される推算糸球体濾過量（estimated glomerular filtration rate；eGFR）が、最近では腎機能の指標として広く使用されています。また、筋肉量の少ない高齢者では血清クレアチニン値が低値となり、eGFR が実際の腎機能よりも高くなることもあるため、血清シスタチン C（Cys-C）から算出した eGFRcys を用いて評価することもあります [1]。

2. 悪性腫瘍の評価

食事量・運動量の変化で説明できないような血糖値、HbA1c の上昇を認める場合や、貧血などの悪性腫瘍が疑われるような異常があった際には、画像検査や内視鏡検査などで積極的に悪性腫瘍を除外することも大切です。

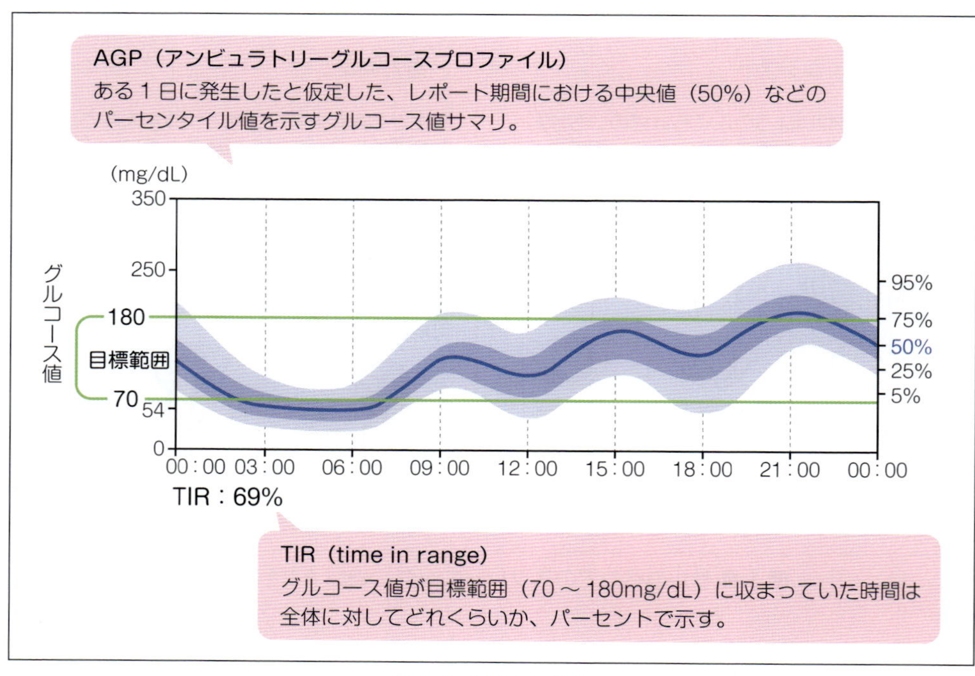

図2● AGPとTIR

3. 血糖管理の評価

近年では持続血糖モニター（continuous glucose monitoring；CGM）システムが普及しており、高齢糖尿病患者に使用する例も増えてきています。CGMにおいてグルコース値70～180mg/dLを目標範囲と定め、この範囲内にある時間の割合がTIR（time in range）と表現されます（**図2**）。TIRに関してはHbA1cほどの確たる目標値はまだ定まっていませんが、1型糖尿病および2型糖尿病ではTIR（70～180mg/dL）の目標値として70%以上が推奨されており、高齢者および高リスク者のTIR目標値としては50%以上が推奨されています[4、5]。

引用・参考文献

1） 日本老年医学会ほか編．高齢者糖尿病診療ガイドライン2023．東京，南江堂，2023，264p.
2） 日本糖尿病学会ほか編・著．高齢者糖尿病治療ガイド2021．東京，文光堂，2021，120p.
3） Tanaka, T. et al. “Yubi-wakka” (finger-ring) test : A practical self-screening method for sarcopenia, and a predictor of disability and mortality among Japanese community-dwelling older adults. Geriatr. Gerontol. Int. 18 (2), 2018, 224-32.
4） 西村理明ほか．先進医療機器により得られる新たな血糖関連指標に関するコンセンサスステートメント．糖尿病．67 (9)，2024，369-86.
5） Battelino, T. et al. Clinical Targets for Continuous Glucose Monitoring Data Interpretation : Recommendations From the International Consensus on Time in Range. Diabetes Care. 42 (8), 2019, 1593-603.

5 高齢糖尿病患者の細小血管症ではどこに注意したらよい？

関西医科大学 内科学第二講座 糖尿病科 助教 **丸尾裕美子** まるお・ゆみこ
関西医科大学附属病院 糖尿病科 診療科長・診療教授 **入江潤一郎** いりえ・じゅんいちろう

細小血管症とは

糖尿病合併症の細小血管症（糖尿病網膜症、糖尿病性腎症、糖尿病性神経障害）は患者の生命予後を決定する重要な因子ですが、生活の質（quality of life；QOL）にも大きく影響を与えるため、細小血管症の管理は高齢者においてきわめて大切です。さまざまな臓器において、年齢とともに機能変化が生じることが知られています。高齢者糖尿病では加齢性変化に糖尿病による機能変化が加わるため、高齢者における細小血管症は慎重に評価し、治療計画を立てる必要があります。

糖尿病網膜症

1. 高齢者における特徴

高血糖は、高齢者の糖尿病においても糖尿病網膜症の危険因子であることが示されています[1)]。したがって、病期の適切な評価と治療選択が必須になりますが、高齢者では視力低下や視野異常を自覚しにくい場合が多く、また老眼や白内障などのほかの加齢性疾患による視力低下との鑑別が必ずしも容易ではありません。さらに加齢黄斑変性、緑内障などの複数の眼疾患を併存することも多く認められます。加齢黄斑変性は、網膜の中心部の黄斑が加齢などによって障害され、視覚機能の低下をきたす疾患であり、現在、失明の原因として増加しています。これらの眼疾患による視力障害が生じると日常生活が大きく制限されるため、治療のタイミングを逸しないよう、自覚症状の訴えがなくても、少なくとも1年に1回は眼底検査を含めた眼科受診を推奨することが大切です。

2. 診断・検査

眼底検査では点眼薬で散瞳を行うことが多くありますが、その際には検査後の歩行などが困難になり、家族によるサポートが必要となる場合もあります。近年、光干渉断層計を用いた検査が増えています。本検査法は患者への負担・侵襲が比較的少なく、黄斑浮腫の評価なども可能です。また糖尿病をもつ患者では緑内障のリスクも高いため、眼圧測定も同時に行います。

3. 治療

高齢者の糖尿病網膜症では、全身疾患や加齢性変化の影響を受けるものの、早期発見によって QOL を維持するために、包括的なアプローチが行われます。適切な血糖管理に加え、抗血管内皮増殖因子（vascular endothelial growth factor；VEGF）療法や網膜光凝固術、硝子体手術を組み合わせた治療が行われます。

糖尿病性腎症

1. 高齢者における特徴

高齢者においても、高血糖は腎障害の進展・増悪の危険因子であることが、わが国の臨床試験である J-EDIT（the Japanese elderly intervention trial）試験から示されています[2)]。しかし腎機能も加齢とともに低下するため、糖尿病性腎症とそのほかの病的な変化を鑑別するのは必ずしも容易ではありません。また特異的な症状に乏しいため、疲労感や浮腫などの非特異的な症状のみを呈することがあります。さらに高血圧症や動脈硬化症、心不全などの併存疾患、非ステロイド性抗炎症薬（non-steroidal anti-inflammatory drugs；NSAIDs）や利尿薬などの腎機能に影響するほかの薬剤使用の有無も、腎機能に影響を与えることを考慮する必要があります。

2. 診断・検査

糖尿病性腎症は腎生検によって確定診断されますが、すべての患者に実施するのは現実的ではないため、臨床経過と検査所見から診断されます。尿たんぱくや尿アルブミンの排泄量と腎機能を用いて病期を評価しますが、この腎機能の評価には推算糸球体濾過量（estimated glomerular filtration rate；eGFR）が広く使用されています。

eGFR は血清クレアチニン濃度をもとに推測します。加齢に伴い筋肉量が減少している高齢者ではクレアチニンが低値を呈しやすくなるため、eGFR が実際より高く見積もられ、腎機能が過大評価される可能性があります。また、高齢者はたんぱく質摂取量や身体活動量が低い傾向にあり、クレアチニン生成が減少することで血中クレアチニン値が低くなりやすく、これも誤った腎機能の評価につながります。この場合、高齢者の腎機能評価には eGFR 以外の指標も併用することが推奨され、血清クレアチニンに代わる腎機能評価に血清シスタチン C を用いることも有用です。血清シスタチン C は筋肉量の影響を受けにくく、高齢者においても腎機能をより正確に反映すると考えられています。

自律神経障害によって生じる神経因性膀胱も、腎機能障害の原因になります。神経因性膀胱では排尿障害によって膀胱内圧の上昇が起こり、長期的には腎機能低下をもたらします。

このように、高齢者の腎機能障害は慢性の高血糖以外の因子による影響を大きく受け、さらには治療薬の薬物動態へも影響が生じます。日常生活の指導では脱水による腎機能低下を予防することが重要であり、一定時間に一定量の飲水をする指導などが行われます。また、自宅での血圧測定によって過降圧が生じていないことを確認することも有益です。

糖尿病性神経障害

糖尿病による神経障害としては、末梢神経障害、単神経障害、自律神経障害がよく知られています。これらの神経障害は問診や診察によっておもに診断されるため、臨床現場での評価が大切です。

1. 末梢神経障害

糖尿病性神経障害による末梢神経障害では、おもに手足に両側対称性に感覚異常、感覚鈍麻が認められます。手・足先のしびれ、灼熱感、冷感、ピリピリとした痛みなどを訴えることがあるため外傷や感染に気づきにくく、とくに足潰瘍のリスクが増加します。視力の低下も足病変の発見を遅らせる原因となるため、日々足を観察する習慣をもつことを家族などにも指導します。

2. 単神経障害

特定の神経障害が突然発症する単神経障害も糖尿病性神経障害として知られています。複視を訴える動眼神経麻痺などが認められた場合には、脳梗塞などの鑑別が重要です。

3. 自律神経障害

1）心血管系

糖尿病に合併する自律神経障害はさまざまな臓器に機能障害をひき起こしますが、高齢者では自律神経症状を自覚しにくいため、ていねいな問診と診察が重要です。心血管系の自律神経障害としては、起立性低血圧や心拍変動の低下が知られており、起床や体位変換時の転倒に注意すること、ゆっくり移動することを指導する必要があります。

2）泌尿器系

泌尿器系の障害としては、神経因性膀胱による排尿困難や尿失禁が認められます。とくに残尿量が増加すると、尿路感染症の危険性が高まるため注意が必要です。神経因性膀胱では、前述の腎機能評価に加えて残尿量を評価します。腹部超音波検査や導尿によって残尿量測定を行い、排尿障害の程度を把握し、さらに必要であれば排尿時膀胱尿道造影で尿路逆流を検査します。

3）消化器系

消化管の自律神経障害では、胃運動の低下によって食後の胃の膨満感や悪心が生じ、食欲が低下して摂食量が減る患者がいます。また、自律神経障害に加えてインクレチン関連薬の使用増加に伴い、便秘と下痢をくり返す症例も観察されます。便秘は腸閉塞に至る場合もあり、便通の管理はとくに重要です。近年、便秘が心血管疾患による死亡や総死亡と関連することが報告され、さまざまな便秘治療薬を用いて適切に便通を管理することが重要と考えられます[3)]。

4. 薬剤とのかかわり

高齢者では低血糖に伴う冷や汗などの自律神経症状が出にくい一方で、中枢神経症状が出現しやすい傾向にあります。インスリン分泌促進系の薬剤やインスリン製剤による治療中には注意する必要があります。またSGLT2阻害薬投与中には、起立性低血圧による転倒などに若年者以上に注意を払う必要があります。

＊　＊　＊

このように、高齢者糖尿病における細小血管症は若年者に比較して典型的な症状を呈さず、さらに加齢性変化を合併するため、積極的に検査を行って評価することが大切です。また、高齢者においても適切な血糖管理が細小血管症の発症を減少させることが系統的レビューから示されており、高齢者の特性を踏まえた治療選択が重要と考えられます[4)]。

引用・参考文献

1） Araki, A. et al. Risk factors for development of retinopathy in elderly Japanese patients with diabetes mellitus. Diabetes Care. 16（8), 1993, 1184-6.

2） Araki, S. et al. Factors associated with progression of diabetic nephropathy in Japanese elderly patients with type 2 diabetes : sub-analysis of the Japanese Elderly Diabetes Intervention Trial. Geriatr. Gerontol. Int. 12 Suppl 1, 2012, 127-33.

3） Sumida, K. et al. Constipation and risk of death and cardiovascular events. Atherosclerosis. 281, 2019, 114-20.

4） Crabtree, T. et al. Intensive glycemic control and macrovascular, microvascular, hypoglycemia complications and mortality in older（age ≧60years）or frail adults with type 2 diabetes : a systematic review and meta-analysis from randomized controlled trial and observation studies. Expert Rev. Endocrinol. Metab. 17（3), 2022, 255-67.

高齢糖尿病患者の糖尿病性大血管症ではどこに注意したらよい？

大阪公立大学大学院 医学研究科 代謝内分泌病態内科学 講師 **越智章展** おち・あきのぶ
大阪公立大学大学院 医学研究科 代謝内分泌病態内科学・腎臓病態内科学 教授
繪本正憲 えもと・まさのり

糖尿病性大血管症

糖尿病性大血管症とは糖尿病に伴う動脈硬化症で、脳血管障害、虚血性心疾患、末梢動脈疾患（peripheral arterial disease；PAD）のことを指します（**図**）。この病態は、食後の高血糖や慢性的な高血糖、また糖尿病に伴う脂質異常症、高血圧、肥満などが原因となり、動脈硬化が進行することで発症します。わが国の 2011 年から 2020 年の統計によると、糖尿病患者の死因のうち、脳血管障害が 5.2%、虚血性心疾患が 3.5%を占めています[1)]。これらの割合は糖尿病治療の進歩に伴い減少傾向にあるものの、依然として大血管症は糖尿病に伴う重要な合併症の一つです。

高齢糖尿病患者では、大血管症の発症によって日常生活動作（activities of daily living；ADL）や生活の質（quality of life；QOL）が大きく損なわれ、介護を必要とする契機となる場合もあります。また、若年・中年患者と比べて高齢者特有の特徴があるため、それらを知っておくことは非常に大事です。

脳血管障害（脳卒中）

1．概要

脳血管障害は日本における主要な死因の一つです。脳血管疾患には脳出血、くも膜下出血、脳梗塞があり、脳梗塞が大部分を占めます。糖尿病は脳梗塞のリスクを 2～3 倍に増加させるといわれています。

若年・中年患者と異なる高齢者の特徴として、高齢者では脳梗塞を生じると片麻痺や嚥下障害などで ADL が大きく低下するだけでなく、脳血管性認知症の原因となる場合がある点があげられます。これらは高齢者が介護を必要とする原因の一つです。また、すでに認知症を併発している場合、脳梗塞の症状に気づきにくいことがあります。

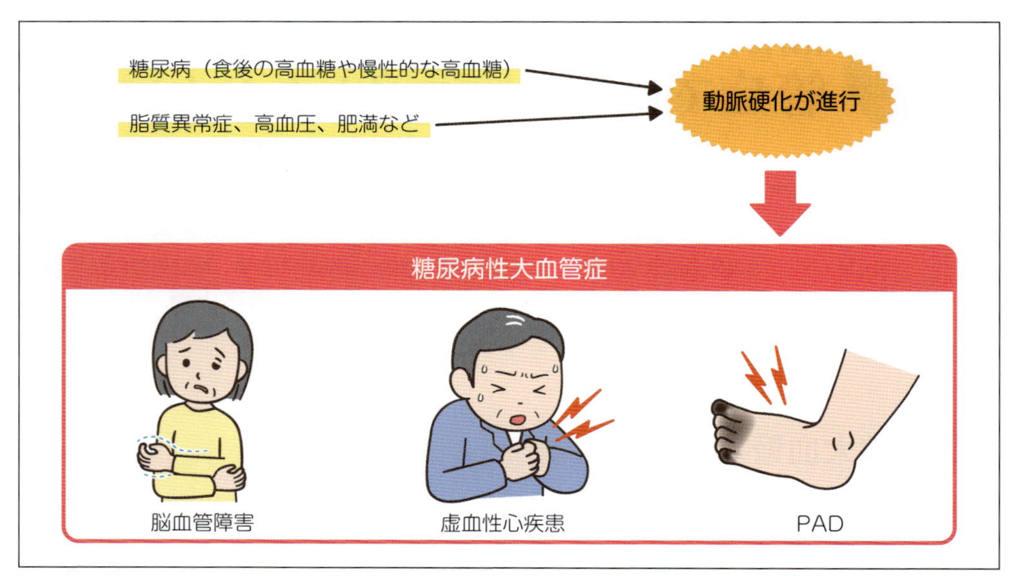

図● 糖尿病性大血管症

2. 医療者が注意すべき点・指導のポイント

1）早期発見と迅速な対応

脳梗塞では、発症後 4.5 時間以内であれば血栓溶解療法を行うことができます。そのため、突然の脳梗塞のサインを見逃さないよう注意を払い、迅速な搬送を徹底します。脳梗塞のサインには以下のようなものがあります。

・顔の片側の筋力低下、口角が下がる（顔面麻痺）
・片側の手足の力が入らない、または動かせない（片麻痺）
・理解や会話が困難になる（失語症、構語障害）
・突然のめまい、ふらつき、身体バランス喪失

また、脳出血やくも膜下出血では激しい頭痛や突然の意識消失をきたすこともあるため、周囲の迅速な対応が必要です。

2）ふだんからの観察

患者の日常生活や認知機能の変化を注意深く観察することで、早期に異常を察知できるようにします。また、血圧や血糖値の適切な管理について、患者およびその家族へ指導を行い、予防に努めます。

虚血性心疾患（冠動脈疾患）

1. 概要

虚血性心疾患は、動脈硬化によって冠動脈が細くなったり詰まったりすることで生じます。代表的な疾患として狭心症と心筋梗塞があり、糖尿病患者では、糖尿病のない人と比べて虚血性心疾患のリスクが2～4倍に増加します。心筋梗塞では胸の強い痛みや圧迫感が特徴的な症状ですが、不整脈を生じ、致死的な転帰をたどることも多い疾患です。

若年・中年患者であれば、通常、心筋梗塞時には胸の痛みを訴えます。しかし高齢者では胸の痛みが現れにくく、息切れや倦怠感などの心不全症状のみを訴える場合があります。

2. 医療者が注意すべき点・指導のポイント

1）早期対応と迅速な反応

心筋梗塞は致死的な疾患であり、救命のためには迅速な対応が求められます。患者が胸痛を訴えた場合は、すみやかに12誘導心電図検査を行います。心電図でST上昇やST低下を認めた場合は、ただちに循環器内科に連絡してください。院内に循環器内科がない場合は、すぐに救急車を呼びましょう。また、心筋梗塞では致死的な不整脈（心室細動）を合併することがあるため、除細動器をつねに用意しておく必要があります。

2）リスク評価と定期的な検査

リスク評価の一環として、定期的な心電図検査を行うことが重要です。なお、高齢の糖尿病患者では心筋梗塞の際に痛みを訴えず、息切れや倦怠感のみを訴えるケースがあるため、そのような場合にも心電図をとるようにしましょう。

3）療養指導

いままでに心筋梗塞に対する治療（ステント留置術など）を受けた患者に対しては、自宅療養中に再度胸痛が出現した際、すぐに医療機関に連絡するよう日ごろから指導することが大切です。

末梢動脈疾患（PAD）

1. 概要

PADは、冠動脈を除く四肢動脈、頸動脈、腹部内臓動脈、腎動脈、および大動脈の疾患を指します。糖尿病患者におけるPADでは下肢動脈疾患が多くみられます。本稿ではおもに下肢PADについて述べます。近年では下肢PADを下肢閉塞性動脈疾患（lower extremity arterial disease；LEAD）とも呼びます。糖尿病患者における下肢PADは

表● Fontaine 分類

Ⅰ度	無症状
Ⅱ度	間歇性跛行
Ⅲ度	虚血性安静時疼痛
Ⅳ度	潰瘍または壊疽

動脈硬化による下肢虚血が特徴であり、間歇性跛行から始まって安静時の下肢の疼痛、さらには下肢の潰瘍や壊疽に至る場合があります。間歇性跛行とは、一定の距離を歩くと下肢の筋肉に痛みやしびれが出現し、休息するとそれらの症状が回復するため、休みながらでないと歩けないという症状のことです。下肢 PAD の病期分類として、Fontaine 分類（**表**）がおもに用いられます。

なお、高齢者では運動量が低下しているため、典型的な間歇性跛行が見られない場合があります。さらに、糖尿病性神経障害を合併している症例では、虚血性潰瘍を合併しても痛みを感じないことがあるため、注意が必要です。

2. 医療者が注意すべき点・指導のポイント

1）早期診断

足背動脈、および後脛骨動脈の触診や下腿 - 上腕血圧比（ankle-brachial pressure index；ABI）の測定を定期的に行い、無症状であってもスクリーニングを実施します。ABI は足首の最高血圧÷上腕の最高血圧で求められ、ABI が 0.9 未満の場合は下肢動脈の狭窄が疑われます。

2）潰瘍や壊疽の予防

足の観察を日常的に行い、傷や感染を早期に発見します。下肢虚血がある場合、足白癬や爪白癬、胼胝、外反母趾などによる傷が潰瘍化する可能性があります。また、糖尿病性神経障害による足の知覚障害がある患者では、こたつや電気あんかによる低温熱傷が足潰瘍の原因となることがあります。患者や家族には、自宅で毎日足の状態を確認するよう指導し、爪切りや皮膚の保湿などの適切なフットケアの方法について指導します。

3）全身の動脈硬化の確認

PAD が認められる場合は、全身の動脈硬化を合併している可能性が高いです。そのため、冠動脈疾患や頸動脈疾患など、ほかの動脈硬化性疾患の合併を確認する必要があります。

糖尿病性大血管症の予防・二次予防

糖尿病性大血管症を予防するためには、血糖管理はもちろん重要ですが、それに加えて血圧や脂質のコントロール、禁煙や減量などの生活習慣の改善、家庭でのフットチェックなども必要です。

1. 血糖管理

高齢患者は低血糖リスクが高いため注意が必要です。低血糖は心筋梗塞や脳梗塞などの大血管イベントを誘発することがあるため、低血糖リスクの少ない薬剤を選択する必要があります。HbA1c の目標値は 7.0～8.5%をめやすとし、患者の認知機能や生活状況を考慮して設定します[2)]。また、近年は大血管症の進展阻止のために GLP-1 受容体作動薬が、二次予防として SGLT2 阻害薬の使用が推奨されています[3)]。

2. 血圧・脂質管理

大血管症の発症予防のためには診察室血圧 130/80mmHg 未満を目標とします[3)]。

また、脂質では LDL コレステロールの管理がとくに重要です。糖尿病患者においては LDL コレステロールの厳格な管理が求められ、以下の目標値が設定されます[4)]。

・あきらかな合併症がなければ LDL コレステロール値 120mg/dL 未満を目標とする。
・下肢 PAD、細小血管症の合併、喫煙者の場合は LDL コレステロール値 100mg/dL 未満を目標とする。
・冠動脈疾患や脳梗塞の既往がある患者では LDL コレステロール値 70mg/dL 未満を目標とする（二次予防）。

3. 抗血小板薬の使用

糖尿病性大血管症を発症した患者では、抗血小板薬の服用が必要となります。これは再発や治療部位の再狭窄を防ぐために重要な治療です。

引用・参考文献

1） 中村二郎ほか．アンケート調査による日本人糖尿病の死因：2011～2020年の10年間，68,555名での検討．糖尿病．67（2），2024，106-28.
2） 日本老年医学会ほか編．“高齢者糖尿病の血糖コントロール目標はどのようなことを考慮して設定するか？”．高齢者糖尿病診療ガイドライン2023．東京，南江堂，2023，93-5.
3） 日本糖尿病学会編・著．“糖尿病性大血管症”“肥満を伴う糖尿病（メタボリックシンドローム，脂肪肝・脂肪肝炎を含む）”“糖尿病に合併した高血圧”．糖尿病診療ガイドライン2024．東京，南江堂，2024，243-317.
4） 日本動脈硬化学会編．“動脈硬化性疾患の絶対リスクと脂質管理目標”．動脈硬化性疾患予防ガイドライン2022年版．東京，日本動脈硬化学会，2022，66-73.

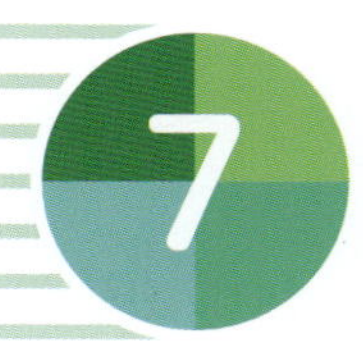

高齢糖尿病患者の認知機能や心理状態ではどこに注意したらよい？

川崎医科大学 総合老年医学 教授 **杉本研** すぎもと・けん

糖尿病と認知機能障害・うつの関係

糖尿病患者は、とくに高齢者においては認知機能が低下したり心理状態が悪くなったりすることによって、治療や生活への影響が大きくなります。そのため高齢糖尿病患者では、認知機能や心理状態を評価することが、血糖管理だけでなく合併症予防においても必要です。

1. 糖尿病と認知機能障害

糖尿病患者は非糖尿病患者に比べ、認知機能全般、遂行機能、記憶、情報処理、言語注意力などの障害が約1.5倍生じやすいといわれています[1)]。また、糖尿病患者は非糖尿病患者に比べて、軽度認知障害（mild cognitive impairment；MCI）から認知症に約2倍移行しやすく、アルツハイマー型認知症は約1.5倍、血管性認知症は約2倍発症しやすいことが知られています[2)]。認知機能障害または認知症を合併している糖尿病患者は低血糖を起こしやすいですが、逆に、低血糖を起こした糖尿病患者は認知機能障害または認知症を発症しやすいことも知られています[3)]。

2. 糖尿病とうつ

心理状態のうち、高齢者で問題となりやすいのがうつ（うつ傾向またはうつ病）です。糖尿病とうつには双方向の関係があり、血糖管理不良がうつに関連していることが知られています[4)]。

3. 早期発見の重要性

服薬管理やインスリン注射手技ができなくなることは、認知症の早期にみられる症状とされています。そのため、高齢糖尿病患者がある時点から急に血糖管理不良になった場合には、認知機能に問題が出てきているのではないか、あるいはうつ状態にあるのではないかと考える必要があります。認知機能や心理状態に問題が生じると、それまで行っていた

図● 認知機能低下、うつの早期発見

食事療法や運動療法ができなくなることも、血糖管理不良の原因となります。そのため、認知機能障害やうつの早期発見が重要です。

ただし、血糖管理を厳格にすることで認知機能障害や認知症がよくなるかどうか、またうつに対して介入することで血糖管理がよくなるかどうかについては、まだ十分なエビデンスがありません。

認知機能障害・うつを発見するには

1. 認知機能障害・うつの兆候

診療現場で認知機能障害やうつを発見するのはかんたんではありません。しかし、診察日を間違える、予約日に来院しない、残薬がある、趣味や活動をやめた、家から出なくなった、家族や友人と死別した、環境が変わった、といったことは認知機能障害やうつ状態のサインと考えられます（図）。

2. スクリーニング検査

認知機能障害のスクリーニング検査としては、改訂長谷川式簡易知能評価スケール

(Hasegawa dementia scale-revised；HDS-R）またはミニメンタルステート検査（mini-mental state examination；MMSE）がよく用いられますが、より簡易的な検査としては、Mini-Cog（mini-cognitive assessment instrument）や認知・生活機能質問票（the dementia assessment sheet for community-based integrated care system-8 items；DASC-8）などがあります。とくに、インスリン手技の実施にかかわる遂行機能障害や注意力低下といった前頭葉機能の低下を評価するには、Mini-Cogにも含まれる時計描画試験（clock drawing test；CDT）が有用です。意欲の評価にはVitality Indexが、老年期うつの評価には老年期うつ病評価尺度（geriatric depression scale-15；GDS-15）が有用です。これらは医師や臨床心理士だけでなく、看護師をはじめとするほかの職種でも実施できるため、前述のようなサインがなくても高齢糖尿病患者には年1回などの頻度で定期的に行うことで、早期に認知機能障害やうつを発見することが可能です。

治療上の注意点

認知機能障害やうつを合併した高齢糖尿病患者に対する治療においては、低血糖を避けることや、服薬アドヒアランスを考慮した治療目標の設定と治療法の選択、食事・運動療法の見直し、さらにそれらをサポートする社会資源の動員が必要です。

1. 高齢者糖尿病の血糖管理目標

2016年に発表された「高齢者糖尿病の血糖コントロール目標（HbA1c値）」[5]では、認知機能低下の有無、手段的日常生活動作（activities of daily living；ADL）の低下の有無でカテゴリーを分類し、さらに低血糖を生じる可能性が高い薬剤（スルホニル尿素〈SU〉薬、速効型インスリン分泌促進薬〈グリニド薬〉、インスリン製剤）を使用している場合はHbA1c値に下限を設けることが推奨されています。たとえば、MCIと診断された場合のカテゴリー分類はⅡとなり、その患者がインスリン製剤を使用している場合にはHbA1cの目標値は8%未満でかつ7%未満にならないように管理することになります。そのため、高めの目標ではあるものの、上限も下限も意識しなければなりません。

2. 下限が設定されている理由

HbA1cが高い状態を避けなければならないのは認知症やうつを合併していない高齢糖尿病患者でも同様ですが、7%未満にしてはいけない理由は、その患者が無自覚性低血糖を起こしている可能性があるためです。そして、それが前述したように認知機能障害やうつをさらに悪化させることにつながります。低血糖を生じる可能性が低い薬剤のみを使用している場合はその限りではありませんが、低血糖を生じる可能性が高い薬剤（SU薬、グリニド薬、インスリン製剤）を使用している場合には極力その使用を中止し、ほかの治療薬や非薬物療法に置き換えることを考慮する必要があります。インスリン分泌能が低下している場合など、インスリン療法が中止できない患者の場合は、強化インスリン療法から基礎インスリン製剤の１日１回注射に変更するなど、できる限り治療を単純化することが推奨されています[6)]。

3. 食事・運動療法

食事療法については、バランスのとれた多様性に富む食事、具体的にはビタミンＢ群やビタミンＡ、緑黄色野菜をとることが認知機能の維持によいとされています。運動療法については、有酸素運動やレジスタンス運動、またはそれらを組み合わせることで認知機能またはうつが改善することが示されています。

しかし、こうした薬物療法や食事・運動療法を、認知機能障害やうつを合併している高齢者に適切に実施させるのは容易ではないため、本人・家族への教育はもちろん、家族や介護者の協力が必要です。それがむずかしい場合には、介護保険制度などを利用した社会資源の動員が推奨されます。

認知機能低下・うつのサインを見逃さない

高齢糖尿病患者は認知機能の低下やうつの合併により、血糖管理がむずかしくなるだけでなく、本人の健康状態や生活機能が損なわれることによって家族または介護者の負担が増えることが非常に問題です。認知機能や心理状態の変化を早期に捉えるため、前述したような認知機能低下あるいはうつのサインを見逃さないようにし、定期的な認知機能・心理状態の評価を行うことが求められます。非薬物療法においては、とくに運動が認知機能・心理状態の悪化を予防するだけでなく、これらを改善させる効果があるため、運動習慣をもつ、または維持することが大切です。

引用・参考文献

1） Xue, M. et al. Diabetes mellitus and risks of cognitive impairment and dementia : A systematic review and meta-analysis of 144 prospective studies. Ageing Res. Rev. 55, 2019, 100944.
2） Crane, PK. et al. Glucose levels and risk of dementia. N. Engl. J, Med. 369（6）, 2013, 540-8.
3） Mattishent, K. et al. Bi-directional interaction between hypoglycaemia and cognitive impairment in elderly patients treated with glucose-lowering agents : a systematic review and meta-analysis. Diabetes Obes. Metab. 18（2）, 2016, 135-41.
4） Maraldi, C. et al. Diabetes mellitus, glycemic control, and incident depressive symptoms among 70- to 79-year-old persons : the health, aging, and body composition study. Arch. Intern. Med. 167（11）, 2007, 1137-44.
5） 日本老年医学会・日本糖尿病学会編．“4．カテゴリー分類による血糖コントロール目標”．高齢者糖尿病診療ガイドライン2023．東京，南江堂，2023，93-5.
6） ElSayed, NA. et al. Older Adults : Standards of Care in Diabetes-2023. Diabetes Care. 46（Suppl 1）, 2023, S216-29.

高齢糖尿病患者の身体機能ではどこに注意したらよい？

新潟大学大学院 医歯学総合研究科 特任助教　石黒創 いしぐろ・はじめ

高齢化と老年症候群

「人生100年時代」といわれるように、医療の進歩によって近年では平均寿命と健康寿命が延伸し、元気な高齢者が増えています。2024年のボディビルのマスターズ大会には最高齢88歳の人が参加していますし、陸上のマスターズ大会では100歳代の部までカテゴリーがあり、実際に活躍している選手も多数います。

それだけアクティブな高齢者が多い一方、ほとんどの高齢者では加齢に伴って全身の機能が低下し、若年者と比べて注意すべき点が多くなっていきます。老化または加齢による疾患が原因で、さまざまな障害が蓄積して起こる疾患群を「老年症候群」といいます。高齢者糖尿病では、糖尿病でない人に比べてサルコペニアや日常生活動作（activities of daily living；ADL）の低下、認知症やうつ病などの老年症候群が約2倍起こりやすい[1]といわれています。本稿では、高齢糖尿病患者の身体機能に着目し、特徴や注意すべき点を解説します。

高齢者糖尿病とサルコペニア

1．加齢とサルコペニア

加齢によって筋力や筋肉量は自然経過で低下します。一般的には、定期的な運動を行わなければ30歳代から40歳ごろをピークに筋肉量は低下し、10年で5～10%程度ずつ低下するといわれています。また、糖尿病がある人はない人よりも、とくに下肢筋力の低下が起こりやすいと報告されています[2]。

筋肉量の低下で問題になるのは「サルコペニア」です。サルコペニアは「高齢期にみられる骨格筋量の低下と、筋力もしくは身体機能（歩行速度など）の低下」と定義され、握力や歩行速度の低下が診断基準となります。ほかによく聞く言葉として「フレイル」がありますが、こちらは「加齢に伴う予備能力低下のためにストレスに対する回復力が低下し

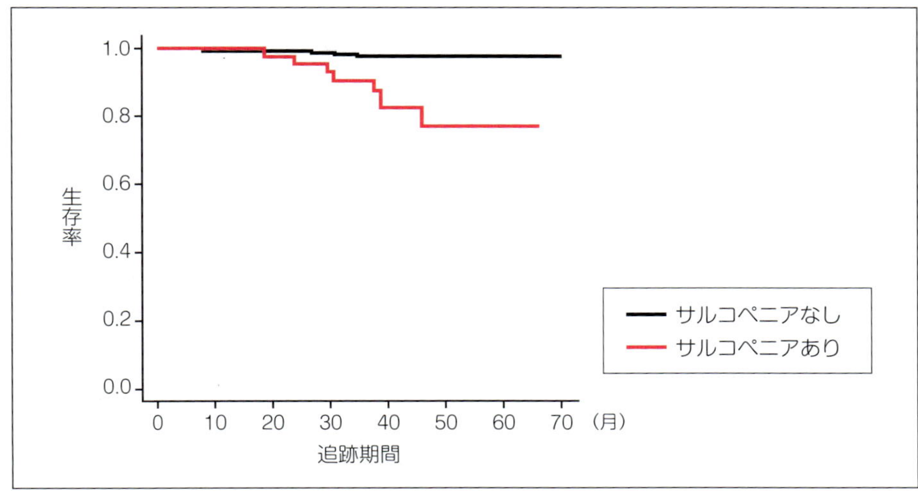

図1● サルコペニアの有無別にみた生存率（文献3を参考に作成）
サルコペニアがあると総死亡率が高くなる。

た状態」と定義されます。身体的問題のみならず、認知機能の低下や社会的問題なども含む広い概念です。

2. 糖尿病とサルコペニア

糖尿病はサルコペニアの独立した危険因子です。つまり、糖尿病があるとそれだけでサルコペニアになりやすいことが知られています。また、糖尿病患者にサルコペニアが併発すると、併発していない群に比べ全死亡のリスクが有意に高く、オッズ比が6倍になって、生命予後に悪影響を与える可能性が指摘されています（**図1**）[3]。そのほかにも心血管疾患や脳卒中、心不全、心筋梗塞の発症も有意に上昇することが示され（**図2**）[4]、健康に対する大きな脅威となっています。

サルコペニアの診断・進行

1. 診断

サルコペニアは握力や歩行速度、筋骨格量の推定などを用いて総合的に判断します。なお、サルコペニアの簡便なスクリーニング方法として「指輪っかテスト」（**27ページ図1**参照）が有名です。指輪っかテストは以下のように行います。

①膝を90度に曲げていすに座る。
②両手の親指と人差し指で輪をつくる。

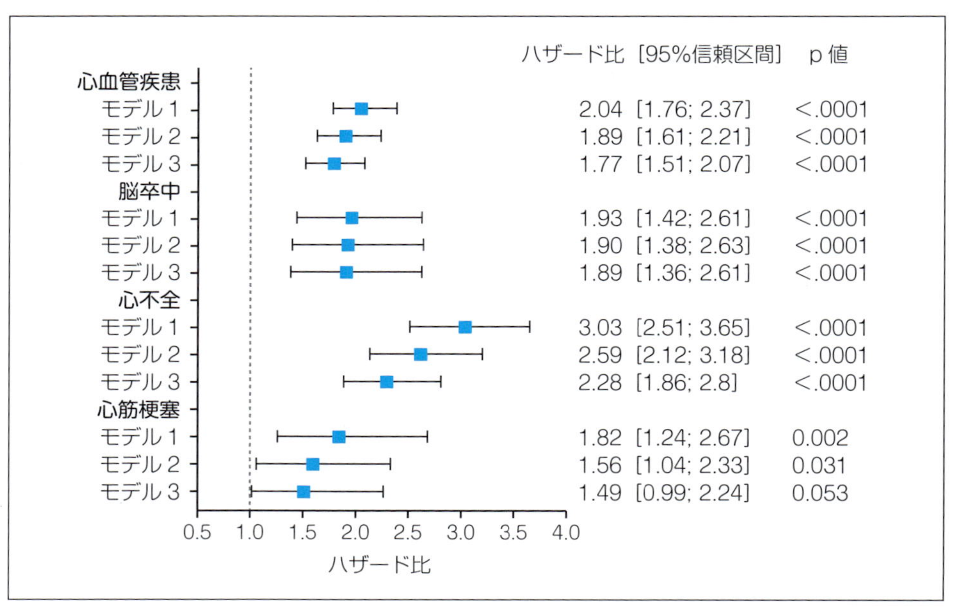

図 2 ● 2 型糖尿病におけるサルコペニアと心血管疾患、脳卒中、心不全、および心筋梗塞の発症率との関連性（文献 4 を参考に作成）

データはハザード比とその95％信頼区間で示す。非サルコペニア群を対照群（ハザード比＝1.0）とした。モデル1には年齢、性別、地域の社会経済状況、教育年数を組み込んだ。モデル2ではモデル1に加え、食事、喫煙、飲酒、座位時間、身体活動、糖尿病罹病期間を組み込んだ。モデル3はモデル2にBMIを組み込んだ。

③利き足ではないほうのふくらはぎの、いちばん太い部分を囲む。

ふくらはぎと指でつくった輪のあいだにすきまができた場合は「サルコペニアの可能性が高い」と判定されます。指輪っかテストは身長や体重の違いがあっても利用できる点がメリットですが、浮腫がある場合には正確な評価ができない点に注意が必要です。

2. 進行すると

1）ADL の低下

サルコペニアの進行は、ADL の低下に直結します。ADL は「日常生活における基本的な移動・食事・更衣・排泄・入浴など」のことを指す Basic ADL と、「掃除・料理・洗濯・買いものなどの家事や服薬管理、金銭管理、趣味などの複雑な日常生活動作」を指す Instrumental ADL に分けられますが、高齢糖尿病患者ではどちらも低下します。そのため、医療だけでなく行政や福祉を巻き込んだ包括的な対応が求められるケースも多くみられます。

2）要支援・要介護のきっかけ

高齢糖尿病患者は、糖尿病がない人に比べ 1.5～4 倍転倒しやすいといわれています[5]。これは、前述したサルコペニアに加え、糖尿病性神経障害や視力低下などが原因とされています。また、糖尿病があると骨密度の低下も進行しやすく、骨粗鬆症の有病率が増加します。それらの結果、糖尿病がある人は糖尿病がない人と比較して1.5〜3倍程度、大腿骨頸部骨折を生じやすくなります[5)]。こういった骨折によって要支援・要介護状態になる人も多く、ADLの低下に多大なる悪影響を及ぼします。

＊　＊　＊

高齢糖尿病患者の身体的特徴は、端的にいえば「サルコペニアの進行によるADLの低下」に集約されます。個人差は大きいものの、加齢による筋力低下は避けられません。本誌では、このような患者の食事・運動・薬物療法についても解説しています。ぜひ日常診療やケアの際に参考にしてください。

引用・参考文献

1）　Araki, A. et al. Diabetes mellitus and geriatric syndromes. Geriatr. Gerontol. Int. 9（2）, 2009, 105-14.
2）　Park, SW. Accelerated loss of skeletal muscle strength in older adults with type 2 diabetes : the health, aging, and body composition study. Diabetes Care. 30（6）, 2007, 1507-12.
3）　Takahashi, F. et al. Sarcopenia Is Associated With a Risk of Mortality in People With Type 2 Diabetes Mellitus. Front. Endocrinol（Lausanne）. 12, 2021, 783363.
4）　Boonpor, J. et al. In people with type 2 diabetes, sarcopenia is associated with the incidence of cardiovascular disease : A prospective cohort study from the UK Biobank. Diabetes Obes. Metab. 26（2）, 2024, 524-31.
5）　日本糖尿病学会編・著. 糖尿病専門医研修ガイドブック 改訂第9版：日本糖尿病学会専門医取得のための研修必携ガイド. 東京, 診断と治療社, 2023, 616p.

高齢糖尿病患者の口腔機能ではどこに注意したらよい？

医療法人恵泉会堺平成病院 歯科科長　**島谷浩幸** しまたに・ひろゆき

高齢者の口腔の問題

高齢者の口腔には、残存歯の減少や唾液腺の萎縮、薬の副作用などによる口腔乾燥、摂食嚥下機能障害などのさまざまな問題点があります。

歯の数と糖尿病

口腔二大疾患（虫歯と歯周病）はともに細菌感染症で、歯を失う原因の過半数を占めています。歯を保つためには、これらの予防・進行抑制が大切です。糖尿病では唾液に含まれる糖が増加して虫歯になりやすく、創傷治癒の遅延によって、大半の高齢者が罹患する歯周病により侵された組織の回復が不良で悪化しやすい傾向があります。

2021年、滋賀医科大学の前川らが報告した研究では、定期健康診断の結果と医療機関の診療情報（診療報酬明細書、レセプト）をもとに、年代ごとの血糖管理指標と歯の本数の関係を分析しました。その結果、30歳代以上の年代でHbA1c値や空腹時血糖値が高いほど歯の本数が少なく、糖尿病予備群（空腹時血糖値110〜125mg/dL）でも正常値群（空腹時血糖値110mg/dL未満）と比べて歯数が少ないことがあきらかになりました[1)]。

糖尿病と「歯周医学」

「糖尿病のある人は歯周病になりやすく、歯周病の人は糖尿病になりやすい」という負のスパイラルを断ち切ることが、糖尿病管理に大切なのはいうまでもありません。近年、歯周病と全身的な疾患のかかわりがクローズアップされ、「歯周医学」と呼ばれています。

歯周病と、糖尿病や動脈硬化症、骨粗鬆症、低体重児出産（早産）などとの関連が知られていますが、歯周病菌の毒素（菌表層の内毒素）がプロスタグランジンなどの生理活性物質の活性を惹起（じゃっき）し、全身各所で影響を与えます。一方2022年に、長崎大学歯学部と岩手医科大学の研究グループは、歯周病菌のつくる酵素が血糖調節を行う生理活性ペプチド

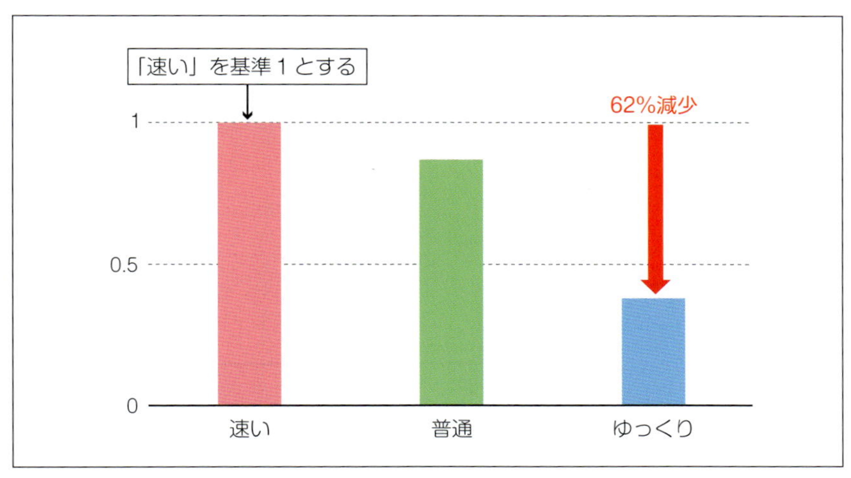

図1● 食事時間と糖尿病発症リスクとの関係（文献3を参考に作成）

（インクレチン）やインスリンを分解することをあきらかにしています[2)]。

咀嚼の強さ・時間で糖尿病リスクが変化

2009年、厚生労働省は「噛ミング30」を提唱し、一口30回以上噛んで食事することを推奨しました。しっかり咀嚼し唾液分泌を促進させると、細菌などを洗い流す自浄作用が促され、唾液に含まれる抗菌物質が作用しやすくなり、虫歯や歯周病を防ぎます。また、消化酵素のアミラーゼは膵臓や唾液腺から分泌されますが、咀嚼によって唾液が増えると唾液アミラーゼが食物中の糖質分解を助け、効率的な消化をサポートします。

2013年、京都大学の研究チームが滋賀県長浜市の40～74歳の住民6,827人を対象に、噛む力・食事時間と糖尿病の関係を調べました。噛みかたで4群に分けて健康調査の結果と比較すると、もっとも噛む力が強いグループは、もっとも弱いクループに比べて糖尿病の発症リスクが47%低下しました。一方、食事時間が長くなると男性では糖尿病リスクが減り、「速い」グループに対して「ゆっくり」のグループで62%低下しました（**図1**）[3)]。

糖尿病は誤嚥性肺炎の発症に関係する

誤嚥性肺炎は誤嚥によって発症する肺炎で、摂食嚥下機能の低下などが関与します。発熱・倦怠感などの症状が出るほか、重症化すると命を落とすリスクも高まります。

2017年に九州歯科大学のグループが報告した研究では、福岡県北九州市と近郊に住む80歳男女666名の4年間の生存期間と死因（全死亡、肺炎など）の関係を、糖尿病群74名、非糖尿病群592名で比較しました。その結果、非糖尿病群に比べて糖尿病群は全死亡

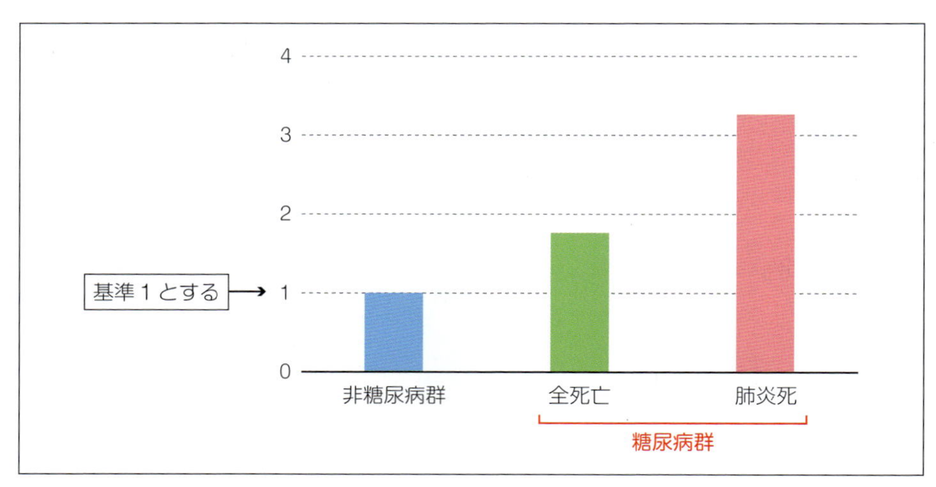

図2●糖尿病と肺炎死亡率の関係（文献4を参考に作成）

が1.76倍、肺炎死が3.26倍高くなりました（**図2**）[4]。高齢者の肺炎では誤嚥性肺炎の割合が高く、誤嚥性肺炎の原因菌は口や鼻腔、咽頭に由来する肺炎球菌などの細菌や、カンジダ菌などの真菌であるため、誤嚥性肺炎の予防に口腔ケアは必須だといえます。

医療者が注意すべきポイント

1. 口腔ケアには「加湿」と「保湿」が重要

高齢者は口腔が乾燥しやすいため、口腔ケアで重要なキーワードは加湿と保湿です。加湿は乾燥した口腔粘膜や歯に潤いを与えることで、保湿はその潤いを長い時間にわたり維持させることです。ジェル状の保湿剤を最小限の量でうすく塗り広げるのがコツです。

2. 歯周ポケットのケアが重要

歯を失う最大の原因は歯周病で、歯周ポケットに歯垢が蓄積して進行・発症します。毛先の細い歯ブラシで歯と歯肉の境界をブラッシングすることが大切です。毛先が細いと歯周ポケットや歯間部などの狭いすきままで清掃でき、歯肉にかかる力が軽減されてブラッシングのマッサージ効果が期待できます。糖尿病で血流が悪い歯肉にとくに効果的です。

3. 含嗽薬をうまく活用する

塩化ベンザルコニウムなどの消毒成分を含む含嗽（がんそう）薬でブクブクうがいをすると、清掃困難な狭いすきまを消毒できます。糖尿病でよくみられる易出血性の腫れた歯肉にも効果的で、安全に消毒できます。また、アズレンスルホン酸ナトリウムを含む含嗽薬は、消炎作用や創傷治癒促進作用によって、糖尿病で傷んだ歯周組織を回復させます。

4. ゆっくり、しっかり咀嚼することが大切

高齢者では歯の減少や嚥下・咳反射の鈍化などにより、摂食嚥下機能の障害が比較的多く認められます。とくに糖尿病では口渇の頻度が高いため、急がず、しっかり咀嚼して唾液を出しながら、少量ずつ食べるのが安全な食べかたの基本です。

食べやすいと思われがちな「きざみ食」は、食塊がまとまりにくく誤嚥リスクが高いので要注意です。ゼリー状にする、とろみをつけるといった粘度を増す食形態への調整で食塊がまとまると喉をゆっくり通るため、嚥下反射が遅延しても誤嚥を防げます。誤嚥性肺炎を予防するには、食前の口腔ケアで口腔内を清潔にし、食事時の姿勢やむせ・咳の有無を確認したり、嚥下動作を注意深く見守ったりすることも重要です。

なお、とろみ料理でよく使うかたくり粉は主成分がでんぷん（炭水化物）であり、分解されるとブドウ糖になって血糖上昇に影響します。食後血糖値の上昇を抑えるキサンタンガム系のとろみ剤などを使うとよいでしょう。

5. 口臭の変化に注意する

糖尿病では特有の口臭があります。熟しすぎた果実のような甘酸っぱい臭いが特徴で、臭いの原因物質はアセトンです。呼気のアセトン量が血中ケトン体濃度に相関するため[5)]、ケトン体濃度の上昇によるケトアシドーシス（重症化すると呼吸困難や意識障害、昏睡などから死に至る）を防ぐためにも、口臭が強まった場合は医師の診断を仰ぐなどの早急な対応が必要です。

6. 糖尿病管理は医科・歯科の連携が大切

歯科は病院内の栄養サポートチーム（nutrition support team；NST）の一員として医師や看護師、管理栄養士、薬剤師などの多職種と連携し、入院患者の栄養管理をサポートします。糖尿病治療は薬物療法と食事療法の両立が必須です。歯科介入で歯や歯ぐき、義歯などを良好に保ち、食事療法を効果的に実施できる環境をつくることが大切です。

引用・参考文献

1） Harada, K. et al. Glycemic control and number of natural teeth : analysis of cross-sectional Japanese employment-based dental insurance claims and medical check-up data. Diabetol. Int. 13（1), 2021, 244-52.
2） Ohara-Nemoto, Y. et al. Expanded substrate specificity supported by P1' and P2' residues enables bacterial dipeptidyl-peptidase 7 to degrade bioactive peptides. J. Biol. Chem. 298（3), 2022, 101585.
3） Yamazaki, T. et al. Mastication and risk for diabetes in a Japanese population : a cross-sectional study. PLoS One. 8（6), 2013, e64113.
4） 園木一男ほか．80歳一般地域住民における糖尿病の生命予後への影響．糖尿病．60（8)，2017，515-23.
5） Blaikie, TP. et al. Comparison of breath gases, including acetone, with blood glucose and blood ketones in children and adolescents with type 1 diabetes. J. Breath Res. 8（4), 2014, 046010.

そのほかに注意が必要な併存疾患はある？

和歌山県立医科大学 医学部 内科学第一講座 講師 **下直樹** しも・なおき
和歌山県立医科大学 医学部 内科学第一講座 教授 **松岡孝昭** まつおか・たかあき

さまざまな併存疾患

高齢糖尿病患者の多くは、典型的な糖尿病合併症である細小血管症、および大血管症以外にもさまざまな併存疾患をもっています。そして、糖尿病自体がそれら併存疾患を悪化させる一方、併存疾患によって血糖管理が悪化する場合もあります。この悪循環を防ぐためには、多岐にわたる併存疾患を漏れなく適切に評価することが欠かせません。本稿では、併存疾患のなかでも重要な悪性腫瘍、高血圧、心不全について述べます。

悪性腫瘍

加齢は悪性腫瘍の重要なリスク因子である一方、糖尿病も大腸がん、肝臓がん、膵臓がんのリスク増加と関連することが報告[1]されており、高齢糖尿病患者の診療では、つねに悪性腫瘍の可能性を念頭に置く必要があります。日常診療以外にも定期健康診断や人間ドックをすすめ、生活習慣の変化がないのに急な体重減少や血糖管理の悪化がある場合は、悪性腫瘍のスクリーニング（便潜血、腫瘍マーカー検査）や専門医療機関への紹介を行います。

悪性腫瘍の診断・治療の過程で、糖尿病治療の見直しが必要になります。悪性腫瘍そのものがインスリンのはたらきを悪くする場合や、抗がん薬の副作用として血糖管理の悪化を認める場合があります。最近とくに使用が増えている免疫チェックポイント阻害薬は1型糖尿病をひき起こすことがあり、その発症率はおよそ1%とされています[2]。ほかにもmTOR阻害薬（エベロリムス）、内分泌療法（性ホルモンを抑制する薬剤）、抗体薬物複合体の一部（エンホルツマブ ベドチン）なども血糖上昇の副作用をもちます。また、抗がん薬の副作用を予防する目的で用いるステロイド薬による血糖管理の悪化もよく経験されます。

手術治療のあとで血糖管理が悪化しやすいのは、膵臓がんと胃がんです。胃がんの術後は、急激な高血糖と、そのあとに過剰に分泌されたインスリンによる低血糖（後期ダンピング症候群）という血糖変動が特徴です。これは薬物療法でも管理がむずかしく、ゆっくり食べるよう指導したり、ときには分割食を導入したりして対応します。

悪性腫瘍の部位・進行度や治療内容によって異なりますが、血糖管理にはインスリン療法が必要となることが多くあります。これは、経口血糖降下薬では十分な血糖管理が得られないことだけでなく、副作用のリスクが上昇することも理由です。SGLT2 阻害薬による正常血糖ケトアシドーシス（高血糖を示さずにケトン体産生が増加しアシドーシスに至る病態）や、低栄養、腎障害に伴うスルホニル尿素（SU）薬による低血糖などがあります。

膵臓がんの術後の血糖管理悪化や免疫チェックポイント阻害薬による 1 型糖尿病に対しては、インスリン治療が絶対適応です。しかし、高齢者ではインスリン自己注射の手技習得や頻回注射療法がむずかしい場合もあります。予後も踏まえてどの程度まで血糖管理を行うか個別に目標を設定し、本人と家族、医療者にとって過度の負担とならない治療方針を決めるようにします。

高血圧

1. 高血圧と高齢者糖尿病

高血圧は脳血管疾患の重大な危険因子であり、高齢者でも降圧治療が全死亡や脳卒中の抑制に有効であることが示されています。また糖尿病と高血圧の合併率は高く、いずれも動脈硬化の危険因子であることから、一般的に糖尿病患者ではよりしっかりと血圧管理を行うことになります。一方で高齢糖尿病患者は血圧変動が大きく、過度の降圧に十分な注意が必要です。これは、動脈硬化や自律神経障害の合併によって血圧の自己調節能が低下するためであり、起立性低血圧や食後血圧低下によって転倒や骨折のリスクが、脳血管や冠動脈の血流低下が起こると、一過性脳虚血発作や脳梗塞、狭心症や心筋梗塞のリスクが高くなります。

このような特徴を踏まえ、『高血圧治療ガイドライン 2019』では「75 歳以上の降圧目標を原則として診察室血圧 140/90mmHg 未満とし、忍容性があれば個別に 130/80mmHg 未満を目指すことを考慮してよい」としています[3)]。

2. 降圧治療

降圧治療は、生活習慣の改善と薬物療法に分けられます。

生活習慣の改善としては、おもに「減塩」「運動」「禁煙」が積極的にすすめられます。ただし、過度の減塩や食事制限による脱水と低栄養には注意が必要です。運動については、制限が必要となる冠動脈疾患や心不全、腎不全の有無を事前に確認したうえで、脱水や転倒、骨折に留意しながら行うことが重要です。

薬物療法としては、高齢者において腎合併症の進展抑制効果が示されているアンジオテンシンⅡ受容体拮抗薬（angiotensin Ⅱ receptor blocker；ARB）、および心血管イベント抑制効果が示されているカルシウム拮抗薬の使用が優先されます。一方、β遮断薬は低血糖への反応を低下させること、α遮断薬およびループ利尿薬はそれぞれ急激な血圧低下や脱水のリスクをもつことから、高齢糖尿病患者での使用は慎重に判断します。

高齢者の高血圧治療で重要な点は、「段階的に」「ゆっくりと」血圧を下げることです。もともとの血圧変動の大きさに加え、環境の変化や季節性変動（冬季は夏季より高い）、服薬の間違い（服薬忘れや過剰服薬）など、血圧の上下に影響する要因が多く存在します。それゆえ、以下の2点が必要となります。

①外来だけでなく自宅やデイサービスなどでの血圧情報も加味して治療の必要性や効果を判断すること。

②薬物療法は少量から開始し、効果をみながら増量だけでなく減量もつねに考慮すること。

心不全

糖尿病と心不全は密接な関係にあります。心不全患者では糖尿病有病率が高いこと、糖尿病患者の心不全のリスクは糖尿病でない人に比べて2～4倍であること、さらに糖尿病の存在が心不全患者の予後を悪化させることが報告されています。冠動脈の動脈硬化による心筋虚血（狭心症、心筋梗塞）がおもな要因ではありますが、そのほかのメカニズムの詳細は不明です。

高齢者の心不全では併存症（認知症、肺疾患、腎機能障害、感染症など）が多く、そもそも心不全管理が悪化しやすい状況にあります。また心不全の悪化は身体活動量低下や栄養状態の悪化をひき起こし、筋力低下や日常生活動作（activities of daily living；ADL）の低下、そして併存症のさらなる悪化につながります。

上記のような悪循環を防ぐためには、心不全症候が出る前から定期的にスクリーニングを行い、心不全が疑われる場合はすみやかに循環器専門医と連携することが重要です。日常の糖尿病診療にあたっては、患者の訴え（疲れやすさ、咳、食欲不振など）を聴取し、定期的に胸部聴診（心臓弁膜症や不整脈の検索）、胸部単純X線検査や脳性ナトリウム利尿ペプチド（brain natriuretic peptide；BNP）もしくはNT-pro BNPの測定を実施することで、早期発見につなげるようにします。

これまで、糖尿病治療が症候性の心不全の改善にどれだけ有効かはあきらかにされてきませんでした。むしろ糖尿病の治療によって体重が増加すると、心不全発症リスクが高まることも報告されています。また、経口血糖降下薬のメトホルミン塩酸塩やチアゾリジン薬は心不全症例では禁忌とされています。ほかにも、低血糖は冠動脈のれん縮（動脈の筋肉のけいれんによる狭窄）や不整脈の引き金となり、心不全を悪化させる危険性があるため、厳格すぎる血糖管理には注意が必要です。

当初は２型糖尿病治療薬として開発されたSGLT2阻害薬の一部に、心不全の抑制効果があることがあきらかになりました。その効果は２型糖尿病の有無を問わず確認されています。わが国でも高齢者にも有効と報告されていることから[4]、処方の機会が急増しています。一方、SGLT2阻害薬が本来もつ性質である尿糖排泄の促進によって、とくに高齢者で過剰な体重減少や低栄養、筋量減少、正常血糖ケトアシドーシスを呈する症例も見受けられるようになっています。高齢者にSGLT2阻害薬を処方する場合は、事前に栄養状態や糖尿病の有無を確認し、糖尿病がある症例では糖尿病専門医と連携のうえ、病態（インスリン分泌能が保たれているか否か）やSGLT2阻害薬導入の安全性について、十分に検討しておくことが必要です。

＊　＊　＊

悪性腫瘍、高血圧、心不全はいずれも「コモンディジーズ」（日常診療で遭遇する機会の多い有病率の高い疾患）であり、かつ年齢とともに罹患頻度が高まるため、高齢糖尿病患者を診療する際にはつねに意識しておくことが重要です。また治療においては、高齢糖尿病患者特有の注意点が存在すること、若年患者以上に医療の個別化が求められることも認識しておく必要があります。

引用・参考文献

1） 春日雅人ほか．糖尿病と癌に関する委員会報告．糖尿病．56（6），2013，374-90.
2） Cho, YK. et al. Immune-Checkpoint Inhibitors-Induced Type 1 Diabetes Mellitus : From Its Molecular Mechanisms to Clinical Practice. Diabetes Metab. J. 47（6）, 2023, 757-66.
3） 日本高血圧学会高血圧治療ガイドライン作成委員会編．高血圧治療ガイドライン2019．東京，ライフサイエンス出版，2019，304p.
4） Nakai, M. et al. Contemporary use of SGLT 2 inhibitors in heart failure patients with diabetes mellitus : a comparison of DPP4 inhibitors in a nationwide electric health database of the superaged society. Cardiovasc. Diabetol. 21（1）, 2022, 157.

memo

第2章

高齢糖尿病患者の治療とアプローチ

高齢糖尿病患者への食事指導はどのように行うとよい？

大阪市立総合医療センター 医療技術部 栄養部 管理栄養士 **坂本美輝** さかもと・みき
大阪市立総合医療センター 医療技術部 栄養部 副部長 **蔵本真宏** くらもと・まさひろ

若者と高齢者では何が違うのか

高齢の糖尿病患者では、若年の糖尿病患者と異なり、身体的・社会的・精神的・機能的にさまざまな問題が生じます。身体的問題としては「サルコペニアやフレイルなどの加齢による身体機能の低下」、社会的問題としては「社会参加の機会の減少による社会的孤立」が、また精神的問題としては「うつ状態になりやすい」、機能的問題としては「認知機能や咀嚼嚥下機能、日常生活動作（activities of daily living；ADL）の低下」などがあげられます。加えて、糖尿病の罹患期間が長くなることで、合併症や併存疾患が増加するだけでなく、さまざまな症状に対応するために処方薬の数が増えがちであり、ポリファーマシーも問題になっています。

そのため、糖尿病患者のライフステージの変化に伴い、合併症予防に加えて、高齢患者で問題になる低栄養や肥満、サルコペニア・フレイル、ADL の低下などを考慮した栄養管理を行うことが必要になります（**図 1**）。

摂取したほうがよい栄養素

1. 食品の多様性とフレイル

高齢者では、摂取する食品の多様性が低くなるとフレイルのリスクが高くなりますが、糖尿病をもつ患者においてはさらにリスクが高くなるということが報告されています[1]。糖尿病の有無で、食品摂取多様性スコア（dietary variety score；DVS）が高い人と低い人のフレイルの割合を調べた結果によると、非糖尿病で高 DVS である人のフレイルの割合は 3.6％であったのに対して、糖尿病で高 DVS である人の割合は 6.7％でした。また、糖尿病で低 DVS である人においては 12.2％とフレイルの割合が高くなっていました[1]。

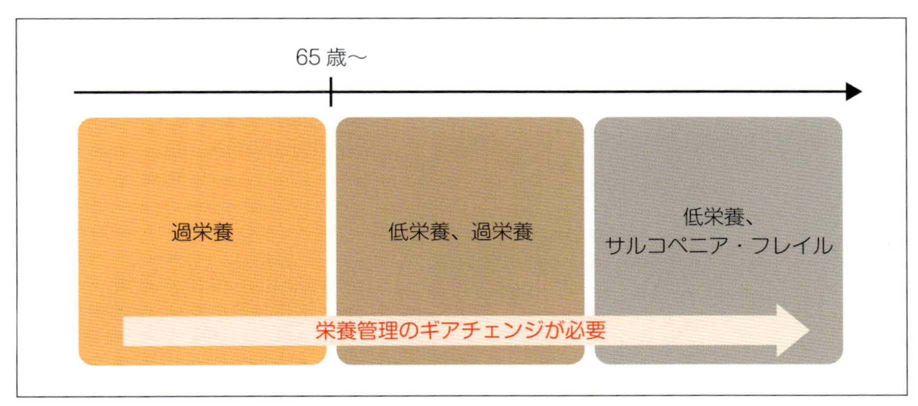

図 1 ● ライフステージに応じた栄養管理

表 ● 高齢糖尿病患者におすすめの食品

目的	栄養素	おすすめの食品
サルコペニア・フレイル予防	たんぱく質	鶏むね肉、まぐろ、卵、チーズなど
認知機能低下防止	ビタミンB群	肉、魚、枝豆、納豆、ナッツ類など
骨密度低下防止	カルシウム	干しえび、厚あげ、牛乳、小松菜など
良好な血糖・脂質管理	食物繊維	干しいも、ごぼう、しいたけ、たけのこなど

2. 高齢者におすすめの食品

さまざまな食品をまんべんなく摂取することが重要ですが、認知機能や骨密度低下防止、良好な血糖・脂質管理のためにとくに摂取したほうがよい食品を紹介します（**表**）。

サルコペニア・フレイル予防のためには、良質なたんぱく質食品を摂取することが重要です。認知機能低下の防止にはビタミン B 群の食品がおすすめです。また、骨密度低下の防止のためにカルシウムも摂取するとよいでしょう。良好な血糖・脂質管理のためには、食物繊維を摂取することも重要です。

減塩と味覚低下の関係

高齢者においては、加齢に伴って味を感じにくくなる傾向があります（**図 2**）。味覚の変化は喫食量に影響するため、低栄養やサルコペニア・フレイルにつながる可能性があります。味覚が鈍化しても食事量が低下しないように、そして食塩量が増えすぎないようにすることを意識しながら調理を工夫することが必要です。

味細胞の老化
亜鉛不足による
味細胞の再生不良
食事量の減少・
吸収障害
ポリファーマシー

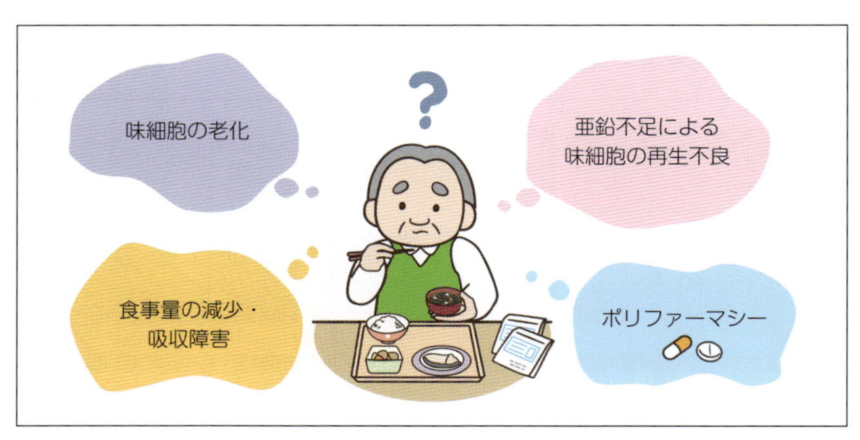

図2● 加齢による味覚低下の原因と問題点

1. 出汁のうまみを利用する

こんぶやかつおぶしなどでだしを濃いめにとることで、食事の味つけにうまみが増し、食塩量が少なくてもおいしく食べることができます。

2. 香辛料・香味野菜を利用する

わさびやこしょう、七味とうがらしなどの香辛料や、しょうがや大葉、みょうがなどの香味野菜の刺激が味のアクセントになります。食材の臭み消しのために調味料を過剰に使用するといったことも減らすことができます。

3. 酸味を利用する

レモンや酢、ゆずなどの酸味をきかせた料理を取り入れることで、食事の味つけにメリハリをつけることができます。

4. あんかけにする

たれなどにとろみをつけてあんかけにすることで、あんが食材の表面を覆って味を感じやすくなります。甘酢あんにすることで、さらに減塩効果アップが期待できます。

食事について説明する際の注意点

高齢者は低栄養などへの配慮が必要なため、「血糖値が上がるから食べてはいけない」「体重が増えるから食べてはいけない」という認識を変えることが必要です。また、高齢者が厳格な食事管理を行うことは困難なため、ポイントを絞った説明を行いましょう。

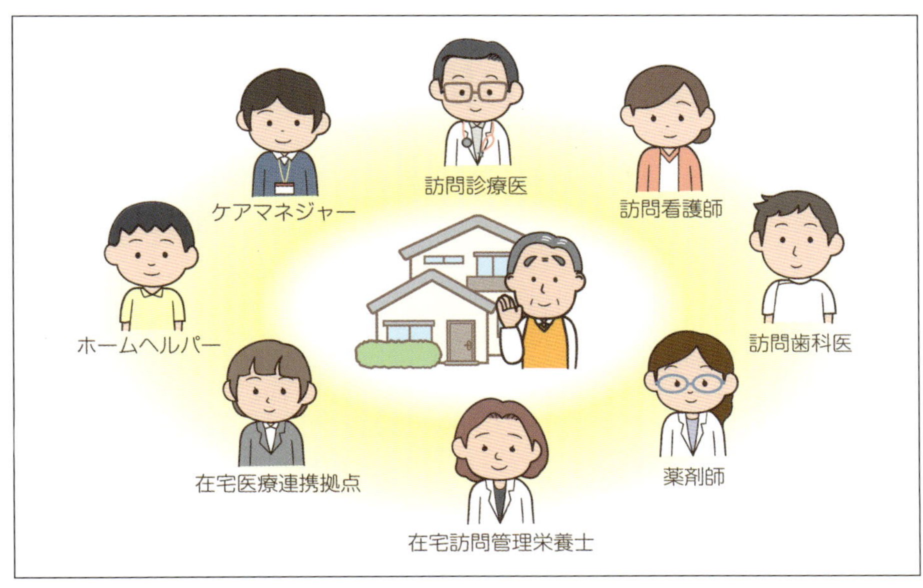

図 3 ● 高齢者の在宅医療における多職種連携

食事内容を具体的に提案する際には、患者の食嗜好や食習慣、理解力、料理への関心、実際の食事摂取量を考慮して指導を行いましょう。一人暮らしの患者の場合は、むりに自炊をすすめるのではなく、食事宅配システムを利用することも考慮しましょう。

認知機能が低下している患者への説明

認知機能低下のある患者に説明する際には、まず説明を行う環境を整えるようにしましょう。さわがしい場所やテレビなどがついている場所では話が伝わりにくくなる可能性があるため、なるべく避けるようにします。

実際に説明をする際には、ゆっくりと落ち着いた口調で、患者と目線を合わせて話しましょう。専門用語の使用は避け、なるべくかんたんな言葉と短い文章で説明するようにします。また、家族やホームヘルパーなどの介護者に対する説明もあわせて行いましょう。

どのような方法で説明したとしても、認知機能低下による記憶力や理解力の低下をカバーするのには限界があります。患者の生活を支えるために、食事だけでなくさまざまな面において多職種でサポートしていくことが重要です（**図 3**）。

引用・参考文献

1） 早川美知．高齢糖尿病患者における食品摂取多様性とフレイルの関連．地方独立行政法人東京都健康長寿医療センター研究所．（https://www.tmghig.jp/research/topics/202401-15268/，2024年12月閲覧）．

低栄養の高齢糖尿病患者には どのような食事をすすめたらよい？

大歳内科／羽衣国際大学 人間生活学部 教授 **植田福裕** うえだ・ふくひろ

食事の意義

われわれにとって食事をとることは、「おいしいものを食べる」「空腹を満たす」「みんなとコミュニケーションを図る」などの日常生活で必要なことにつながりますが、生命維持や成長のためにエネルギー、各栄養素などを補給することも重要です。さまざまな事情でエネルギーや栄養素などが不足すると低栄養状態を招き、病気にかかったり免疫力が低下したりします。2022年の「令和4年国民健康・栄養調査結果の概要」では、65歳以上の高齢者で低栄養傾向の者（体格指数［body mass index；BMI］20kg/m^2以下）の割合は男性12.9%、女性22.0%であり、この10年間でみると男女ともに有意な増減はみられないとされています[1)]。ふだんの食生活に注意し、低栄養にならないように気をつけましょう。

BMIは体重と身長から計算されます。計算式は「体重（kg）÷身長（m）÷身長（m）」で求められます。標準体重のBMIは22kg/m^2で、BMI 25kg/m^2以上は肥満と判定されます。BMIの低い（やせ）基準は、70歳以上が21.5kg/m^2未満、50～69歳が20.0kg/m^2未満、18～49歳が18.5kg/m^2未満です。

低栄養とは

1. 低栄養の定義

低栄養とは、体に必要なエネルギーや栄養素を十分に摂取できておらず、体脂肪量や筋肉量が低下している状態のことです。その原因は、食事摂取量の低下や病気などによって必要なエネルギーや栄養素などが不足することです。エネルギーが不足すると体脂肪量が減って体重が低下します。また、たんぱく質の不足は筋肉の低下を招きます。そのほかに鉄分不足による貧血やカルシウム不足による骨粗鬆症など、栄養不足は体にさまざまな影響を及ぼします。

2. 低栄養の判定

低栄養の判定は、簡易的なスクリーニングで低栄養リスク該当者を抽出し、そのあとにGLIM（global leadership initiative on malnutrition）基準を用いて低栄養か否かの確定と、重症度のランク判定を行うことが推奨されています。GLIM 基準では、「意図しない体重減少、低 BMI、筋肉量減少」のうち一つ以上があり、かつ「食事摂取量減少、消化吸収能低下、病気や外傷による炎症」のどれか一つ以上に該当すると、低栄養状態と判定されます。低栄養と判定された場合、過去 6 か月以内に 5～10%、または過去 6 か月以上で 10～20%の体重減少、あるいはそれ以上の体重減少があるかどうか、BMI の値、筋肉量などを再度総合的に考慮し、低栄養の重症度を判定します[2)]。

3. 高齢者と低栄養

体重が減少するということは、つまり体脂肪量や筋肉量の減少が起こっているということです。とくに高齢者では「サルコペニア」という筋肉が減少した状態になってしまう場合があります。

糖尿病と低栄養の関係

1. 糖の代謝

体重減少に加えて食事摂取量の減少や消化吸収能の低下などがみられると、低栄養状態になります。食事を摂取することで、活動のためのエネルギーになる炭水化物や脂肪と、筋肉の材料になるたんぱく質が体に取り込まれます。余分なエネルギーは肝臓と筋肉でグリコーゲン（糖の集合体）になるとともに、トリグリセリド（中性脂肪）として脂肪組織に蓄積されます。これらの作用にはインスリンが必要です。インスリンは肝臓からの糖の放出を抑え、筋肉、脂肪組織への糖の取り込みを促して、結果として血糖値を低下させます。体重や筋肉量が減少すると、糖や脂肪を蓄積する場所が減ることになるため、インスリンのはたらきもその影響を受け、結果的に血糖値の管理が困難になる原因の一つになります。

2. 糖尿病と低栄養

2 型糖尿病患者では筋肉での糖の取り込みが低下しています[3)]。さらに、高齢糖尿病患者は糖尿病でない高齢者と比べ、低栄養の患者が多いといわれています。低栄養の人は、着替えや入浴などの日常生活動作（activities of daily living；ADL）が低下し、握力や下肢の身体能力が低いとされています[4)]。高齢者は若者に比べて筋肉の合成率が低く、さら

総エネルギー摂取量（kcal/日）＝ 目標体重（kg）× エネルギー係数（kcal/kg 目標体重）

65 歳未満：
身長（m）× 身長（m）× 22
前期高齢者（65 ～ 74 歳）：
身長（m）× 身長（m）× 22 ～ 25
後期高齢者（75 歳以上）：
身長（m）× 身長（m）× 22 ～ 25※
※75 歳以上の後期高齢者では現体重に基づき、フレイル、（基本的）ADL 低下、併発症、体組成、身長の短縮、摂食状況や代謝状態の評価をふまえ、適宜判断する。

軽い労作（大部分が座位の静的活動）：
25 ～ 30
ふつうの労作（座位中心だが通勤・家事、軽い運動を含む）：30 ～ 35
重い労作（力仕事、活発な運動習慣がある）：35 ～

図● 目標体重と総エネルギー摂取量の目安の設定（文献 6 を参考に作成）

に糖尿病があると筋肉量の低下につながることも報告されています[5]。糖尿病患者は、低栄養に陥らないように食事内容を充実させ、十分なエネルギーとたんぱく質を摂取する必要があります。

低栄養の糖尿病患者の食事療法

1. 栄養量の算定

糖尿病患者が摂取するエネルギー量を図[6]に示します。まずは目標体重を設定し、次に日常の労作（体を動かす度合い）からエネルギー係数を決めて、「目標体重×エネルギー係数」で必要なエネルギー量を算定します。また、高齢者は炭水化物エネルギー比を 50～60%エネルギーに、たんぱく質エネルギー比を 20%エネルギーまでとして、残りを脂質から摂取することがすすめられています[4]。食事からとるたんぱく質は筋肉を合成する材料になるので、十分量を摂取する必要があります。とくに、高齢糖尿病患者では 1 日に体重 1kg あたり 1.0g 以上のたんぱく質をとるように心がけます。また、たんぱく質には動物性（肉類、魚介類、卵類、牛乳・乳製品）と植物性（豆腐・大豆製品、穀物類）がありますが、アミノ酸の価値（アミノ酸スコア）が高い動物性食品で脂肪含有量の少ない食品（鶏むね肉、魚など）を選びましょう（**表**）[7]。

2. 食べかた

1）食事の回数とバランス

食事は 1 日に 3 回、決まった時間にとることが理想です。食べるときは食品の量とバランスに注意します。低栄養を予防・改善するためには、たんぱく質とエネルギーの確保を

表●おすすめのたんぱく質食品（文献7を参考に作成）

食品名	100gあたりのたんぱく質量（g）	常用量（可食量）（g）	常用量のたんぱく質量（g）
若どり　ささみ	19.7	60	11.8
若どり　むね肉	17.3	60	10.4
若どり　もも肉（皮なし）	16.3	60	9.8
豚もも（皮下脂肪なし）	18.0	60	10.8
あじ	16.8	80（中1尾）	13.4
かつお	20.5	80	16.4
さんま	16.3	100（中1尾）	16.3
みなみまぐろ（赤身）	16.9	70	11.8
たら	14.2	70	9.9
全卵	11.3	60	6.8
木綿豆腐	6.7	100	6.7
糸引き納豆	14.5	50	7.3
凍り豆腐（乾）	49.7	17（1個）	8.5
ご飯（精白米）	2.0	150	3.0
おかゆ（精白米）	0.9	200	1.8
食パン	7.4	60	4.4

優先して摂取することが大切です。摂取したたんぱく質を有効に利用するために、1日の摂取量の3分の1量ずつを朝食、昼食、夕食に均等にとることを心がけましょう。1食にまとめて食べるよりたんぱく質の吸収が効率的です。

2）食事量が多すぎる場合

食事量が多くて食べきれないときは、量を減らして不足ぶんを経腸栄養剤で補給することも可能です。多くの経腸栄養剤が市販されていますが、1本（200mL）あたり200kcalのものや、それ以上のエネルギーを補給できる商品もあります。くわしくは担当の管理栄養士などに相談しましょう。

3）摂取したい栄養素

転倒による骨折は患者の生活の質（quality of life；QOL）を著しく低下させます。筋力を保って転倒、骨折を予防する観点から、たんぱく質、カルシウム、ビタミンD（魚介類やきのこ類で含有量が多い）の確保にも注意が必要です。

説明時の注意点

低栄養を予防・改善するためには、単一の食品に重点を置かず、まずは必要なエネルギー量と栄養のバランスを保つことを心がけましょう。とくに高齢者の場合は糖尿病以外の病気を併せもっていることも少なくありません。基本的には、どんな病気でも栄養状態が悪いと治療を妨げる要因になります。解決すべき課題を見つけ、一つひとつについて対策を立てるようにしてください。

引用・参考文献

1） 厚生労働省．令和4年国民健康・栄養調査結果の概要．（https://www.mhlw.go.jp/content/10900000/001296359.pdf，2024年12月閲覧）．
2） Cederholm, T. et al. GLIM criteria for the diagnosis of malnutrition : A consensus report from the global clinical nutrition community. Clin. Nutr. 38（1）, 2019, 1-9.
3） 亀井康富ほか．骨格筋からみた糖尿病の病態と治療．月刊糖尿病．7（1），2015，2-7.
4） 日本老年医学会・日本糖尿病学会編．"高齢者糖尿病の食事療法"．高齢者糖尿病診療ガイドライン2023．東京，南江堂，2023，105-23.
5） 日本腎臓学会．サルコペニア・フレイルを合併した保存期CKDの食事療法の提言．日本腎臓学会誌．61（5），2019，525-56.
6） 山内敏正ほか．糖尿病患者の栄養食事指導：エネルギー・炭水化物・タンパク質摂取量と栄養食事指導．糖尿病．63（3），2020，91-109.
7） 文部科学省．日本食品標準成分表2020年版（八訂）．（https://www.mext.go.jp/a_menu/syokuhinseibun/mext_01110.html，2024年12月閲覧）．

高齢糖尿病患者はたんぱく質を摂取したほうがよい？

大阪公立大学医学部附属病院 栄養部 保健副主幹 **藤本浩毅** ふじもと・ひろき

糖尿病と筋肉量の関係性

われわれの体は、歳を重ねるとともに筋肉量が低下します。また、インスリンには筋肉の合成促進作用がありますが、糖尿病のようにインスリン作用が十分でない状態になると、筋肉の合成促進作用が妨げられることによって、さらに筋肉量が低下しやすくなります。そして、筋肉量の低下とともにインスリンの作用が減少することで、血糖値が下がりにくくなってしまいます。そのため、高齢糖尿病患者においては、筋肉量が低下しないような食生活を心がけることが大切です。

高齢者とたんぱく質摂取の関係

1. 1日の推奨摂取たんぱく質量

筋力を維持するために必要な栄養素は第一にたんぱく質です。たんぱく質は筋肉の材料であるため、不足すると筋肉量の低下につながります。高齢者の摂取たんぱく質量が0.8g/kg 体重 / 日未満の場合、筋肉の量、質、機能低下と関連したという報告もあります。

どの程度の量以上の摂取がよいのかについてはあきらかにはなっていません。しかし、欧州臨床栄養代謝学会（European Society for Clinical Nutrition and Metabolism；ESPEN）では、健常高齢者の場合において1.0〜1.2g/kg 体重 / 日以上のたんぱく質摂取が推奨されています。また、「日本人の食事摂取基準（2025 年版）」[1] では、摂取たんぱく質量が1.2g/kg 体重 / 日以上になるように、たんぱく質エネルギー比が15〜20%に設定されています。

2. たんぱく質のとりかた

では、1日の推奨たんぱく質量はどのように摂取するのがよいでしょうか。体重50kgの人であれば、1日のたんぱく質量は60gがめやすとなります。この場合、60gのたんぱ

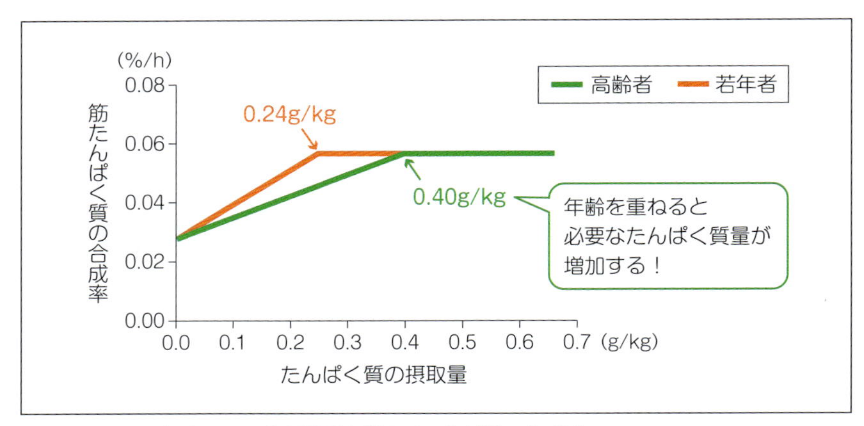

図 1 ● 摂取たんぱく質量と筋たんぱく質の合成率（文献 2 を参考に作成）

く質の食べかたによっても筋肉への影響は異なります。

筋肉は合成と分解が日々行われています。合成量と分解量が同じであれば筋肉量は維持されますが、合成量が減少したり、分解量が増加したりした場合に筋肉量は減少します。筋肉の合成には 1 食で摂取するたんぱく質量が関係しており、1 食の摂取たんぱく質量が増加すると、合成能力もアップすることが知られています（**図 1**）[2)]。

若年者の場合は、1 食につき体重 1kg あたり 0.24g のたんぱく質を摂取することで、その合成率は上限に達します。すなわち体重が 50kg であれば、1 食につきたんぱく質を 12g 摂取することで、最大限の効果を得ることができます。しかし、年齢を重ねると必要なたんぱく質量は増加します。高齢者では 1 食につき体重 1kg あたり 0.4g のたんぱく質が必要で、体重が 50kg であれば、1 食にたんぱく質を 20g 摂取する必要があります（**図 1**）[2)]。

3. なるべく 3 食で均等にたんぱく質をとる

1 日 60g のたんぱく質量をめやすにした場合、3 食に均等に分けて食べることによって筋肉量アップに対する効果が期待できます。しかし、一般的な日本人の食生活では朝食はたんぱく質が控えめで、夕食にたんぱく質を多く摂取する傾向があります。そのため、朝食では摂取たんぱく質量が不足しやすい傾向があります。

朝食でたんぱく質を 20g 摂取するのは、なかなかむずかしいです。しかし、**図 1** [2)] に示したように、たんぱく質 20g は最大の効果が期待できる量であり、それ以下の場合にまったく効果がないわけではありません。牛乳やヨーグルトなどの乳製品を足すといった工夫で、すこしでもたんぱく質合成効果の高い食事に近づけるのがよいでしょう。

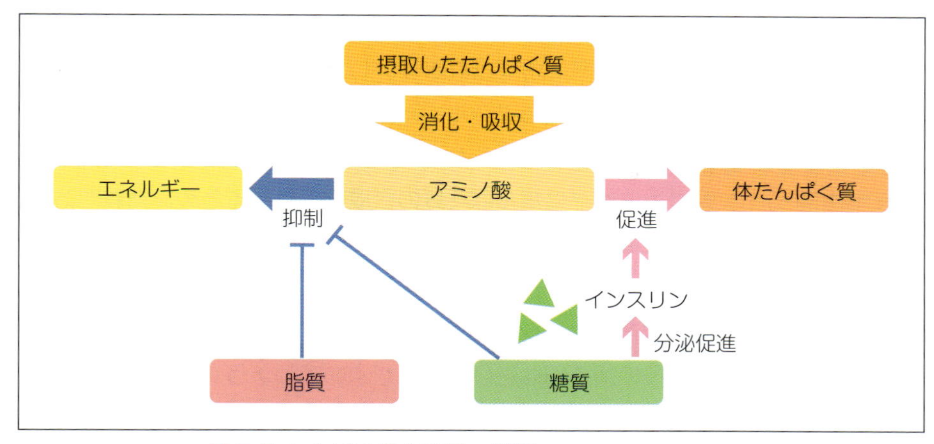

図2● たんぱく質と糖質・脂質（文献6を参考に作成）

たんぱく質と腎臓

たんぱく質をどれくらい食べると腎機能が悪化するのかについては、まだあきらかになっていませんが、たんぱく質の過剰摂取がリスクになる可能性は指摘されています。そのため、前述したようにたんぱく質エネルギー比は15～20%をめやすにするのがよいでしょう。腎機能が低下した状態でたんぱく質を過剰摂取することはさらなる腎機能の低下につながるため、「慢性腎臓病に対する食事療法基準2014年版」[3]を参考にたんぱく質制限を検討します。このとき、『エビデンスに基づくCKD診療ガイドライン2023』[4]にもあるように、画一的な指導を行うことは不適切であり、個々の病態やリスク、栄養状態、アドヒアランスを総合的に評価する必要があります。

2019年の「令和元年国民健康・栄養調査」[5]において、推算糸球体濾過量（estimated glomerular filtration rate；eGFR）は65～74歳の男性で66.8mL/min/1.73m^2、女性で69.2mL/min/1.73m^2、75歳以上の男性で61.9mL/min/1.73m^2、女性で61.3mL/min/1.73m^{2}となっており、腎機能は年齢とともに低下することがわかります。そのため高齢者の場合には、慢性腎臓病でなかったとしても、たんぱく質の過剰摂取によって腎機能の低下が促される可能性があります。「慢性腎臓病に対する食事療法基準2014年版」[3]において、ステージG1～G2では摂取たんぱく質量のめやすが1.3g/kg標準体重/日とされているので、この数字も一つの参考にして、たんぱく質量を評価していきましょう。

そのほかの注意点

これまでたんぱく質の摂取量について述べてきましたが、筋肉量の維持のためには、たんぱく質以外のエネルギー源である糖質と脂質の摂取も大切です。摂取したたんぱく質はアミノ酸に分解されて体たんぱく質に合成されます。しかし、糖質や脂質のエネルギー量が不足している場合には、たんぱく質もエネルギーとして利用されてしまうため、せっかく摂取したたんぱく質が筋肉として合成されなくなってしまいます。また、糖質を摂取することで増加するインスリンには、体たんぱく質の合成作用があるため、糖質であるご飯やパンなどの主食も併せて摂取することが効果的です（**図2**）[6]。

また、たんぱく質源としてハム、ベーコン、ウインナーなどの加工肉がありますが、加工肉を食べることは2型糖尿病のリスクになるとの報告もあります。そのため、たんぱく質の摂取源としては、これらの加工肉は避けたほうがよいでしょう。

たんぱく質を摂取するだけでは筋肉量は増加しません。健康な高齢者は、10日間の安静により下肢筋肉量が6.3%減少し、膝伸展筋力が15.6%低下するといわれています[7]。糖尿病がある場合にはさらに筋肉量が減少しやすいといわれているため、たんぱく質摂取とともに活動量の増加についても指導するようにしましょう。

引用・参考文献

1） 厚生労働省.「日本人の食事摂取基準（2025年版）」策定検討会報告書.（https://www.mhlw.go.jp/stf/newpage_44138.html, 2024年12月閲覧）.
2） Moore, DR. et al. Protein ingestion to stimulate myofibrillar protein synthesis requires greater relative protein intakes in healthy older versus younger men. J. Gerontol. A Biol. Sci. Med. Sci. 70（1）, 2015, 57-62.
3） 日本腎臓学会. 慢性腎臓病に対する食事療法基準2014年版. 日本腎臓学会誌. 56（5）, 2014, 553-99.
4） 日本腎臓学会編. エビデンスに基づくCKD診療ガイドライン2023. 東京, 東京医学社, 2023, 292p.
5） 厚生労働省. 令和元年国民健康・栄養調査報告.（https://www.mhlw.go.jp/content/001066903.pdf, 2024年12月閲覧）.
6） 大塚製薬. 体を構成するタンパク質.（https://www.otsuka.co.jp/nutraceutical/about/nutrition/sports-nutrition/essential-nutrients/proteins.html, 2024年12月閲覧）.
7） Kortebein, P. et al. Effect of 10 days of bed rest on skeletal muscle in healthy older adults. JAMA. 297（16）, 2007, 1772-4.

自分で食事を用意できない高齢患者には、どのように対応したらよい？

大阪市立十三市民病院 栄養部 **源氏博子** げんじ・ひろこ

バランスを意識する

食事療法の基本は「適正なエネルギー量」と「バランスのよい食事」です。外食をしたり弁当や総菜を利用する場合も、エネルギー量だけでなくバランスを意識します。バランスのよい食事とは①主食（ご飯、パン、めん類などの炭水化物）、②主菜（肉、魚、卵、大豆製品などのたんぱく質）、③副菜（野菜、海藻、きのこ、こんにゃくなどの食物繊維・ビタミン・ミネラル）の 3 つが揃った食事のことです。

血糖値の急上昇を防ぐために、②や③のおかずから先に食べて、①の主食は食事の後半に食べるというように、食べる順番も意識します。

外食メニューの選びかた

1. エネルギー量をチェック

外食は一般的に「エネルギーが高い」「野菜が少ない」「味つけが濃い」という特徴があります。栄養成分表示があれば、1 食のエネルギー量が 1 日指示エネルギー量の 3 分の 1 量程度になるように選びます。揚げものや炒めもの、脂身の多い肉料理、パスタなどは、脂質が多くエネルギーが高いです。指示エネルギー量が少ない場合はそのようなメニューは控え、食べるときは残りの食事で油を使用しないなど脂質を控える工夫をします。

2. 栄養バランスをチェック

栄養バランスを考えると、主食、主菜、副菜の揃った定食がおすすめです。ただし、「うどんとかやくご飯」というような「主食＋主食」の定食では炭水化物に偏ってしまうので、主食同士を組み合わせた食事は避けましょう。1 品ものであれば、鍋焼きうどんのように肉や卵などのたんぱく質や野菜、きのこ類が含まれているものを選びます。

表1 ● 野菜を補う方法

- カット野菜（生食用キャベツなど）やサラダを追加する
- 冷凍野菜（ブロッコリー、三度豆、ほうれんそうなど）を追加する
- 野菜の総菜、おでん（だいこん）を追加する

※野菜ジュースや青汁は野菜の代わりにはならないことに注意する

3. 食事量と内容をチェック

主食の量は指示エネルギー量に合わせて調整します。定食のご飯はふつうサイズで約200gであるといわれています。丼ものには250～300g程度のご飯が使われていることが多いため、指示エネルギー量によって小盛りにするなど、ご飯の少ないサイズを選びます。すし飯には食塩や砂糖が多く含まれるため、食べる頻度が多くならないようにします。なお、ご飯150g（約240kcal）はシャリ7～8貫ぶんにあたります。指示エネルギー量に合わせ、自分の適量は何貫かを把握しておくと、食べすぎを防ぐことができます。

野菜は1食あたり120gとることが理想です。添えものの野菜程度では不足するため、野菜が含まれる主菜を選んだり、野菜の小鉢を加えたりします。外食の味つけは濃いため、食塩のとりすぎにもつながります。食塩制限がある場合は、めん類やすし、チャーハンなどの味のついた主食、みそ汁やスープなどの汁ものを控えます。なお、「めん類を食べるときには、できるだけスープを残す」「ソース類はかけない」「漬けものは残す」といった工夫をします。さらに、たんぱく質制限がある場合はたんぱく質が少ない主菜を選び、1食で食べすぎた場合は1日の残りの食事でたんぱく質量の調整をします。

弁当の選びかた

エネルギーや食塩を控えた、糖尿病患者向けの宅配弁当（冷凍、冷蔵）だけでなく、弁当屋やコンビニエンスストア、スーパーマーケットなどで市販されている弁当も、糖尿病患者の食事として利用できます。外食と同様に、1食のエネルギー量は1日指示エネルギー量の3分の1を目安にします。1食で1,000kcalを超えるような弁当もありますが、自宅で食べる場合は量を調整して食べられます。たとえば、ご飯やおかずを先に取り分けて冷蔵、冷凍し、次回以降の食事にまわします。野菜は「1日の3分の1の野菜がとれる」などと記載のあるもの以外は足りないことが考えられるため、**表1**のように補います。

市販品（総菜、食材）の組み合わせ

コンビニエンスストアやスーパーマーケットの総菜などを利用する際は、**図**のようにバ

①主食1品

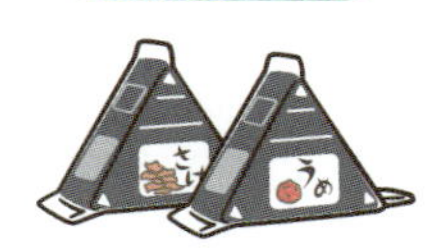

パックご飯、おにぎり、パン（食パンやロールパン）、うどん、もち、シリアル、レトルトがゆなど
※菓子パンや甘いシリアルは嗜好食品（お菓子）であり、砂糖が多く含まれるため好ましくない。

＋

②主菜1品

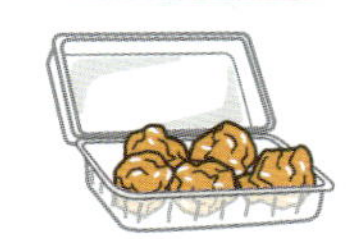

焼き魚、煮魚、ハンバーグ、照り焼きチキン、から揚げなどの揚げもの、一人鍋セット、納豆、豆腐、温泉卵、卵豆腐、茶わん蒸し、チーズ、魚の缶詰、おでん（卵、厚揚げ、練り製品など）など

＋

③副菜1〜2品

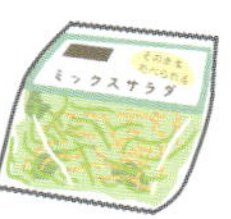

野菜の総菜、サラダ、おでん（だいこん、こんにゃく）、カット野菜（野菜炒め用、鍋用、サラダ用など）、水煮野菜（豚汁用、筑前煮用など）、冷凍野菜（ブロッコリー、三度豆、アスパラガス、ほうれんそうなど）、乾燥野菜（切り干しだいこん、みそ汁の具）など
※いもやかぼちゃを使用した総菜（コロッケ、ポテトサラダ、かぼちゃの煮物）は主食の量を調整する。

図 ● 市販品（総菜、食材）の組み合わせかた

表2 ● エネルギーアップの工夫

- 主食に油を使用する（チャーハン、パンにオリーブオイルやマーガリンを加えるなど）
- ドレッシングはノンオイルではなくオイルが入ったものを使用する
- 油を含む料理を組み合わせる（揚げもの、マヨネーズあえなど）
- 一度にたくさん食べられない場合は間食を利用する（チーズやヨーグルト、シリアルバーなど）

表3 ● 注意が必要な食品・形態

- パサパサとした食感のもの（パン、ゆで卵、いも類）
- 噛みにくいもの（こんにゃく、たこ、練り製品）
- 喉に張りつきやすいもの（もち、のり）
- サラサラの水分
- 液体と固形物が混ざっているもの（具の入った汁もの、高野豆腐の煮もの）
- 丸飲みしやすいもの（ミニトマト、うずら卵、ぶどうなど）

ランスを考えて組み合わせます。買いものに行けない場合も、**図**を参考にメニューを決めて買うものをホームヘルパーに頼んだり、オンラインショップを利用するとよいでしょう。バランスだけを気にして煮ものや焼きものだけを組み合わせると、エネルギーが不足して体重減少につながります。やせている高齢者の場合はエネルギーを上げる工夫（**表2**）をします。高齢者のための食材や料理を選ぶときは、咀嚼や嚥下機能にも配慮して、注意が必要な食品、形態（**表3**）を食べるときは気をつけて、水分にはとろみをつけましょう。

5 高齢糖尿病患者が注意したほうがよい糖尿病治療薬はある？

社会福祉法人恩賜財団済生会横浜市南部病院 糖尿病・内分泌内科　平松裕貴 ひらまつ・ゆき
社会福祉法人恩賜財団済生会横浜市南部病院 糖尿病・内分泌内科 医長　南太一 みなみ・たいち
横浜市立大学附属病院 内分泌・糖尿病内科 診療科部長／教授　寺内康夫 てらうち・やすお

高齢者の糖尿病治療

厚生労働省から発表された「令和元年国民健康・栄養調査報告」によると、わが国では超高齢社会を背景に、高齢者糖尿病が急増しています[1)]。日本糖尿病学会では、治療の目標は血糖値、血圧、血清脂質の良好なコントロールや適正体重の維持、禁煙の順守を含む包括管理をとおして合併症の発展や進展を阻止し、糖尿病がない人と変わらない寿命と生活の質（quality of life；QOL）を実現することとしています。高齢者では、それらに加えて併存疾患の予防と管理を行い、安全で効果的な治療を進める必要があります[2)]。本稿では、高齢者糖尿病の特徴と治療薬について概説します。

高齢者糖尿病の特徴

1．血糖変動の特徴

1）高血糖

まず、治療薬を選択する際に、高齢者糖尿病の臨床的特徴を知っておく必要があります。高齢者糖尿病では、膵β細胞の機能障害によるインスリンの追加分泌機能低下や分泌遅延が併存し、身体活動量の低下も加わってインスリン抵抗性が増大します[3)]。この病態によって、空腹時高血糖よりも食後高血糖を起こしやすく、口渇、多飲、多尿などの高血糖症状をきたしにくいとされています。したがって、感染症や血管障害などが誘因となり、高浸透圧高血糖状態（hyperosmolar hyperglycemic syndrome；HHS）や糖尿病性ケトアシドーシス（diabetic ketoacidosis；DKA）が容易にひき起こされます。

2）低血糖

また、高齢糖尿病患者では高血糖だけでなく、低血糖もきたしやすい特徴があります。わが国の調査によると、重症低血糖患者の特徴として高齢、腎機能低下、HbA1c低値があげられ、薬剤においてはインスリン製剤やスルホニル尿素（SU）薬の投与が多かったことがあきらかになりました[4]。高齢者糖尿病での低血糖は非典型的な症状のケースも多く、認知症や転倒・骨折、心血管疾患、うつ状態や死亡のリスクを上昇させます。

2. 心身の状況の特徴

高齢糖尿病患者は、サルコペニア、フレイル（加齢に伴う予備能力低下によって容易に要介護に陥りやすい状態）、うつ、認知症、日常生活動作（activities of daily living；ADL）低下、転倒・骨折、多剤併用などの老年症候群を伴いやすい、多疾患併存（multimorbidity）の状態にあります。また、慢性高血糖状態によって糖尿病性細小血管症や動脈硬化性疾患を高頻度に合併し、肝・腎機能低下に伴う薬剤の排泄遅延による副作用も起こしやすいです。社会的サポート不足、経済的な問題が生じやすい点も特徴的です。

3. 高齢者糖尿病への対応

前述のような問題点に多職種で対応するために、高齢者機能総合評価（comprehensive geriatric assessment；CGA）があります。また、生活機能・認知機能低下のスクリーニングツールである地域包括システムにおける認知症アセスメントシート（the dementia assessment sheet for community-based integrated care system-21 items；DASC-21）、短縮版の認知・生活機能質問票（the dementia assessment sheet for community-based integrated care system-8 items；DASC-8）で評価していく必要があります。CGA の評価項目として、身体機能、認知機能、心理、栄養、薬剤、社会・経済状況があります。くわしくは日本老年医学会による「高齢者診療におけるお役立ちツール」を参照してください[5]。

血糖管理目標の設定

高齢者糖尿病では臨床的複雑性を有する患者が多く、厳格な血糖管理によって重症低血糖リスクが増加します。高齢者の場合、目標管理として認知機能や手段的 ADL、基本的 ADL、併存疾患・機能障害の程度をもとに 3 つのカテゴリー分類がなされ、HbA1c の目標値が設定されます[6]。また、インスリン製剤や SU 薬、速効型インスリン分泌促進薬（グリニド薬）などの重症低血糖が危惧される薬剤を使用している場合、各カテゴリーにおける目標値より 1%低い下限値が設定されたことも重要です。

高齢者においては、患者の特徴や罹病期間、認知・身体機能、家族の希望などを統合し、個別に目標値を設定するといった柔軟な対応が求められます。さらに、HbA1c のみで評価するのではなく、低血糖の発症が疑われる場合では持続血糖モニター（continuous glucose monitoring；CGM）の導入も考慮すべきです。

高齢者糖尿病における薬物療法

1. 薬剤選択の流れ

糖尿病の治療としては食事療法と運動療法が基本ですが、3本目の柱として薬物療法があります。現在、経口薬9種類、注射薬3種類の糖尿病治療薬があります。薬剤選択では、日本糖尿病学会が発表したコンセンサスステートメント「2型糖尿病の薬物療法のアルゴリズム」も参考になります[7)]。Step1として病態に応じた選択、Step2として安全性への配慮、Step3としてadditional benefits（付加的な利益）を考慮すべき併存疾患、Step4として考慮すべき患者背景という流れが組まれており、薬剤選択の際の手助けになります。以下に、個々の薬剤について注意点を述べます。

2. 各薬剤の注意点

1）SU薬

とくに、腎機能低下、後期高齢者、低栄養状態で遷延性・重症の低血糖が惹起（じゃっき）されやすいため、適応を慎重に検討します。少量での使用とし、併用薬剤による重症低血糖や体重増加に注意しましょう。推算糸球体濾過量（estimated glomerular filtration rate；eGFR）30mL/min/1.73m^{2}未満では禁忌となります。

2）グリニド薬

SU薬に比べて消失が速いため、食後高血糖の是正に有用ですが、低血糖リスクに配慮する必要があります。食直前服用の薬のため、服薬回数やタイミングが負担となる場合があります。

3）GLP-1受容体作動薬

低血糖リスクは少なく、心血管・腎複合イベント抑制効果が期待できますが、消化器症状や食思不振による体重減少をきたしやすい薬剤です。サルコペニアやフレイル、低栄養をきたしている場合には慎重に投与します。また、SU薬やインスリン製剤との併用時は低血糖リスクが増すため、減量を検討しましょう。最近、急性胆道系疾患への注意喚起もなされました。経口のセマグルチドでは、服薬の特殊性（空腹時服用、服用後は飲食および他剤の経口摂取まで30分以上あける）があります。

4）GIP/GLP-1受容体作動薬（チルゼパチド）

GLP-1受容体作動薬より強い食欲抑制作用と体重減少作用を有します。SU薬やインスリン製剤を併用する際は減量を検討してください。また、サルコペニアやフレイルのリスクがある患者、低BMI（body mass index、体格指数）患者には注意が必要です[8)]。

5）ビグアナイド薬

肥満・非肥満にかかわらず血糖改善と合併症予防に寄与しますが、とくに75歳以上の高齢者では慎重投与となります。乳酸アシドーシス、消化器症状、ビタミンB_{12}欠乏性貧血の出現に注意しながら、定期的に肝・腎機能を確認し投与量を調整します。シックデイ時やヨード造影剤使用時には休薬が必要です[9)]。

6）DPP-4 阻害薬

食後高血糖を是正し、低血糖を起こしにくいため高齢者では使用しやすい薬剤です。SU 薬との併用時には、重症低血糖予防のため SU 薬を減量する必要があり、とくに腎機能障害を有する例で注意が必要です。そのほか、水疱性類天疱瘡、急性膵炎、間質性肺炎の発症に注意します。

7）SGLT2 阻害薬

高血糖や肥満の是正、合併症抑制のエビデンスがあり、心不全や慢性腎臓病（chronic kidney disease；CKD）に対しても適応がある薬剤が存在します。ただし、サルコペニアやフレイル、ADL 低下のある 65～74 歳の高齢者、75 歳以上の高齢者では慎重投与が推奨されます。利尿薬投与時や脱水時の急性腎障害に注意し、さらに尿路感染症、正常血糖ケトアシドーシス、皮膚障害の発症にも注意が必要です[10)]。

8）α-グルコシダーゼ阻害薬（α-GI）

食後高血糖の是正に有用ですが、服薬回数やタイミングが負担となりやすいです。消化器症状の出現に注意し、開腹術後の患者では腸閉塞のリスクに注意します。低血糖時はブドウ糖で対処する必要があります。

9）チアゾリジン薬

インスリン抵抗性を有する患者や脂肪肝のある患者に有用ですが、体重増加や骨折リスク（とくに女性）、膀胱がんリスク（治療患者では禁忌）に注意します。体液貯留をきたしやすく、心不全患者には使用しません。

10）イメグリミン塩酸塩

DPP-4 阻害薬やインスリン分泌促進薬併用時の低血糖、また消化器症状（とくにメトホルミン塩酸塩併用時）に注意します。eGFR 45mL/min/1.73m^2 未満での投与は現時点では推奨されていません。

11）インスリン製剤

多くの製剤が上市されており、単剤もしくはほかの注射薬や経口薬と併用可能です。自己注射が必要であり、困難な場合は介護者（医師、看護師、家族が注射可能）をとおしてサポートを提供する必要があります。重症低血糖をきたしやすいため、事前に低血糖時の対策を患者と介護者に説明しなければなりません。注射回数をできるだけ少なくし、頻回注射による複雑な治療は可能なかぎり避けることが望ましいでしょう。体重増加をきたしやすい点にも配慮します。

シックデイへの対応

1．シックデイとは

糖尿病患者が感染症などによる発熱、下痢、嘔吐で食事がとれない状態を「シックデイ」とよびます。シックデイ時にはストレス下にあるため高血糖になりやすく、また食事量低下により低血糖にもなりやすいです。そのため、日ごろから対応策（シックデイルール）について、患者と医療機関で話しておく必要があります。

2．シックデイルール

まずは水分を十分に摂取し、消化のよい炭水化物を補給します。各薬剤の詳細に関しては、医師に相談する必要がありますが、一般的に食事が通常どおり摂取できる場合の服用・注射はふだんと同じように行うことが可能です。食事が十分にとれない場合、服用の中止・減量が必要ですが、高血糖になる危険があるため、持効型溶解インスリン製剤は自己判断で中断してはいけません。血糖測定器があれば3～4時間おきにこまめに測定し、推移を医療機関に伝えるとよいでしょう。発熱や消化器症状が強い場合、食事摂取が24時間以上できない・少ない場合、血糖値350mg/dL以上の持続、尿中ケトン体陽性（家庭で測定できる場合）、意識状態が悪化している場合は、緊急性が高いため、できるだけ早く医療機関を受診する必要があります。

個々に適した治療を

高齢者糖尿病では併存疾患が多く、多剤併用が必要となることが多いです。服薬率向上のため、服薬数の減量・中止、服薬の簡便化（タイミング調整）、一包化（SU薬以外）、配合薬や週1回製剤の活用などで煩雑性を減らす、お薬手帳の導入、多職種やほかの医療機関、地域包括医療センター、介護保険サービスとの連携を強化していくことなども重要です。個々の患者に適した目標設定を定期的に確認し、オーダーメイドの医療を実践していく必要があります。

引用・参考文献

1） 厚生労働省．令和元年国民健康・栄養調査報告．（https://www.mhlw.go.jp/stf/seisakunitsuite/bunya/kenkou_iryou/kenkou/eiyou/r1-houkoku_00002.html，2024年12月閲覧）．
2） 日本糖尿病学会編・著．“治療目標とコントロール指標”．糖尿病治療ガイド2024．東京，文光堂，2024，21-4.
3） Bellary, S. et al. Type 2 diabetes mellitus in older adults : clinical considerations and management. Nat. Rev. Endocrinol. 17（9），2021，534-48.
4） 日本糖尿病学会：糖尿病治療に関連した重症低血糖の調査委員会．糖尿病治療に関連した重症低血糖の調査委員会報告．糖尿病．60（12），2017，826-42.

5） 日本老年医学会ホームページ．高齢者診療におけるお役立ちツール．（https://www.jpn-geriat-soc.or.jp/tool/index.html，2024年12月閲覧）．
6） 日本老年医学会・日本糖尿病学会編．"4．カテゴリー分類による血糖コントロール目標"．高齢者糖尿病診療ガイドライン2023．東京，南江堂，2023，93-5.
7） 日本糖尿病学会：コンセンサスステートメント策定に関する委員会．2型糖尿病の薬物療法のアルゴリズム．糖尿病．65（8），2022，419-34.
8） Kiyosue, A. et al. Safety and efficacy analyses across age and body mass index subgroups in East Asian participants with type 2 diabetes in the phase 3 tirzepatide studies（SURPASS programme）. Diabetes Obes. Metab. 25（4）, 2023, 1056-67.
9） 日本糖尿病学会．メトホルミンの適正使用に関するRecommendation．（https://www.jds.or.jp/modules/education/index.php?content_id=132，2024年12月閲覧）．
10）日本糖尿病学会．糖尿病治療におけるSGLT2阻害薬の適正使用に関するRecommendation．（https://www.jds.or.jp/modules/education/index.php?content_id=132，2024年12月閲覧）．

高齢糖尿病患者のインスリン療法で注意することはある？

大阪医科薬科大学 内科学Ⅰ レジデント　**細井恵理子** ほそい・えりこ
大阪医科薬科大学 内科学Ⅰ 助教　**藤澤玲子** ふじさわ・れいこ
大阪医科薬科大学 内科学Ⅰ 教授　**今川彰久** いまがわ・あきひさ

高齢者のインスリン療法

わが国では社会の高齢化に伴い、高齢糖尿病患者の割合も増加しています。高齢者では、加齢による膵β細胞からのインスリン分泌の低下や筋肉量の減少、身体活動の低下に起因するインスリン抵抗性の増大などが認められ、その結果として血糖管理の増悪をきたしやすくなります。しかし、腎機能や肝機能の低下、そのほかの併存疾患などによって薬剤の選択肢が限られ、その結果、高齢になってからインスリン療法を導入するケースが増えてきています。また、１型糖尿病は若年者の疾患ととらえられがちですが、医療の進歩によって１型糖尿病の平均年齢も上昇傾向となっています。高齢になってから１型糖尿病を新規発症する患者も増加しており、このような高齢１型糖尿病患者においてもインスリン療法は欠かせません。

インスリン療法は血糖管理の改善や合併症の発症・進展抑制に有効な治療法です。しかし、高齢者においては合併症や併存疾患の有無、身体機能、認知機能の低下、社会的環境を考慮して、個別に治療を検討する必要があります。

低血糖

1．高齢者における低血糖の特徴

高齢者におけるインスリン療法で注意すべき点として、低血糖があげられます。高齢者は若年者と比べ低血糖を起こしやすく、症状を自覚しにくいため、無自覚性低血糖や重症低血糖のリスクがあります。そのため、インスリン療法中の患者では治療目標が高めに設定されています。なお、低血糖や治療目標に関する詳細は他項を参照してください。

2. 低血糖対策

1）治療の単純化

インスリン療法における低血糖リスクを減らす方法としては、治療の単純化があげられます。強化インスリン療法は生理的なインスリン分泌を再現しており、こまやかな血糖管理が可能である一方で、低血糖リスクを高めることが知られています[1]。また、頻回な自己注射や血糖自己測定を求められるため、生活の質（quality of life；QOL）の低下やインスリン製剤の取り違えなどのリスクが生じる可能性があります。

このような状況を踏まえ、可能な範囲でインスリン注射回数の減少や中止を含めたレジメンの単純化を検討します。具体的にはGLP-1受容体作動薬やSGLT2阻害薬などの非インスリン製剤に加えて持効型溶解インスリン製剤を1回投与するレジメンが、血糖管理を悪化させずに低血糖リスクや負担を減らす方法として知られています[2]。またインスリン製剤とGLP-1受容体作動薬の混合製剤や、超速効型インスリン製剤と持効型溶解インスリン製剤の配合製剤の使用も注射回数の減量につながるため、治療の単純化の一助になります。

2）インスリン製剤を知る

低血糖リスクへの対策として、インスリン製剤の作用時間を把握しておくことが重要です。食後数時間以内に低血糖になる場合は速効型インスリン製剤や超速効型インスリン製剤の影響である可能性が高く、夜間や早朝の場合は持効型溶解インスリン製剤による低血糖の可能性が高いです。このように、それぞれの製剤使用時の低血糖になりやすい時間帯を把握しておくことも重要です（**表**）[3]。加えて、食事がとれないときは食前の速効型インスリン製剤、超速効型インスリン製剤を中止することなども説明しておくとよいでしょう。

3）CGMの利用

インスリン使用者の低血糖を把握し、減少させるためには、持続血糖モニター（continuous glucose monitoring；CGM）を併用することも一つの方法です。CGMを使用すれば、夜間や早朝などの隠れた低血糖を見つけることができ、それに加えて血糖自己測定の負担を減少できる可能性や、家族やサポートする人がすみやかにグルコース値やその変動を把握できるなどのメリットがあります。また、スマートフォンのアプリケーションと連携することで、離れて暮らす家族でも見守りが可能となります。しかし、高齢者ではセンサーの装着や機器の操作が困難な場合があり、患者自身の理解度やサポート体制などを考慮して選択する必要があります。

表●インスリン製剤の種類と特徴（文献3を参考に作成）

種類	製品名	一般名	作用発現時間	最大作用時間	作用持続時間
超速効型	ヒューマログ®	インスリンリスプロ	15分未満	0.5～1.5時間	3～5時間
	ルムジェブ®	インスリンリスプロ	－	－	－
	ノボラピッド®	インスリンアスパルト	10～20分	1～3時間	3～5時間
	フィアスプ®	インスリンアスパルト	ノボラピッドよりも5分速い	1～3時間	3～5時間
	アピドラ®	インスリングルリジン	15分未満	0.5～1.5時間	3～5時間
速効型	ヒューマリン®R	ヒトインスリン	30分～1時間	1～3時間	5～7時間
	ノボリン®R	生合成ヒト中性インスリン	約30分	1～3時間	約8時間
混合型	ヒューマログ®ミックス25	インスリンリスプロ混合製剤-25	15分未満	0.5～6時間	18～24時間
	ヒューマログ®ミックス50	インスリンリスプロ混合製剤-50	15分未満	0.5～4時間	18～24時間
	ヒューマリン®3/7	ヒト二相性イソフェンインスリン	30分～1時間	2～12時間	18～24時間
	ノボラピッド®30ミックス	二相性プロタミン結晶性インスリンアスパルト	10～20分	1～4時間	約24時間
	ノボラピッド®50ミックス	インスリンアスパルト	10～20分	1～4時間	約24時間
	ノボリン®30R	生合成ヒト二相性イソフェンインスリン	約30分	2～8時間	約24時間
配合溶解	ライゾデグ®	インスリンデグルデク/インスリンアスパルト	10～20分	1～3時間	42時間超
中間型	ヒューマリン®N	ヒトイソフェンインスリン	1～3時間	8～10時間	18～24時間
	ノボリン®N	生合成ヒトイソフェンインスリン	約1.5時間	4～12時間	約24時間
持効型溶解	レベミル®	インスリンデテミル	約1時間	3～14時間	約24時間
	トレシーバ®	インスリンデグルデク	該当なし	あきらかなピークなし	42時間超
	ランタス®	インスリングラルギン	1～2時間	あきらかなピークなし	約24時間
	ランタス®XR	インスリングラルギン	1～2時間	あきらかなピークなし	24時間超

※後発医薬品は省略

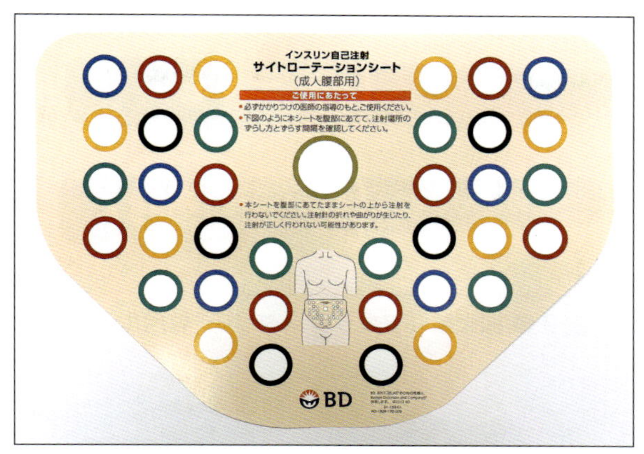

図 1 ● 日本ベクトン・ディッキンソン株式会社
インスリン自己注射サイトローテーションシート

インスリン注射手技

1. 確実な注射手技の実施のために

インスリン療法において重要となる点は、注射手技が確実に行えるかどうかです。高齢者に新規でインスリン療法を導入する場合は、認知機能障害のスクリーニング検査などを施行したうえで、本人だけでなく家族にも注射や血糖測定の手技指導を行うことが望ましいです。また、比較的インスリン注射歴の長い患者であっても手技がおろそかになっている可能性があるため、患者自身はできていると思っていても、定期的に家族や医療者による手技確認を行うことが重要です。

2. 硬結（インスリンボール）対策

インスリン注射を一定の場所に打ちつづけると、その部分の皮膚に硬結（インスリンボール）を生じることがあります。硬結部分に注射するとインスリン製剤の効果が減弱する可能性があるため[4)]、硬結の有無を定期的に確認し、硬結部分を避けて注射するように指導する必要があります。そして硬結ができないように、日ごろから注射位置をローテーションするようくり返し指導することも重要です。ローテーションマップ（**図 1**）を用いて指導するのも効果的と考えます。

3. 身体機能・認知機能低下への対策

高齢者では、握力や視力の低下など身体的な機能低下が注射の障害になることがあるため、注入ボタンが軽く押しやすいインスリン製剤を選択したり、必要に応じて滑り止めや

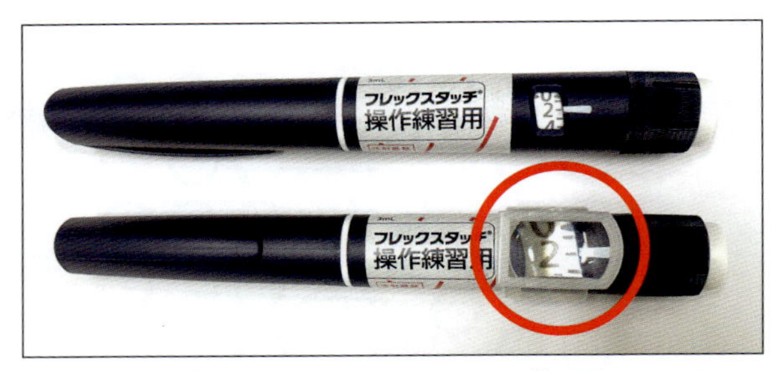

図2● 拡大鏡（フレックスタッチ®専用ルーペ）

拡大鏡（図2）などの補助具の使用を検討しましょう。また、認知機能の低下による注射の打ち間違いや打ち忘れなどが生じる場合は、インスリン投与の時間と投与量を記録できるデバイスの利用も有効です。

注射の自己管理が困難となった場合

インスリン療法の継続が必要ではあるものの、身体機能、認知機能の低下によって自己管理が困難となり、家族のサポートが受けられない場合は、訪問看護などの社会資源を導入する、高齢者施設などに入所するなどして治療を継続することになります。しかし、医療保険では十分な訪問看護回数の確保は困難です。また、看護職員の不足などの問題があるため、受け入れ可能な施設が充足していない現状もあります。選択肢を広げる方法としては、インスリン注射や血糖測定の回数をなるべく減らし、看護職員がいる時間帯（たとえば昼食前）に投与時間を変更するなどの方法があげられます。最近では週１回投与の持効型溶解インスリン製剤も開発されており、今後こういった問題の解決の一助となる可能性があります。

病院などでは、医療者がインスリン注射を行う場面で針刺し事故防止機構つき注射針が使用されることがあります。このとき、針の扱いに不慣れだときちんとインスリンが入らず、高血糖をきたすケースも経験されるため注意が必要です。

引用・参考文献

1） American Diabetes Association Professional Practice Committee. 13. Older Adults : Standards of Medical Care in Diabetes-2022. Diabetes Care. 45（Suppl 1）, 2022, S195-S207.
2） Giugliano, D. et al. Simplification of complex insulin therapy : a story of dogma and therapeutic resignation. Diabetes Res. Clin. Pract. 178, 2021, 108958.
3） 日本糖尿病学会編・著. “インスリン製剤の種類と特徴”. 糖尿病専門医研修ガイドブック：日本糖尿病学会専門医取得のための研修必携ガイド. 改訂第9版. 東京, 診断と治療社, 2023, 279-86.
4） Okamura, S. et al. Localized amyloidosis at the site of repeated insulin injection in a patient with type 2 diabetes. Diabetes Care. 36（12）, 2013, e200.

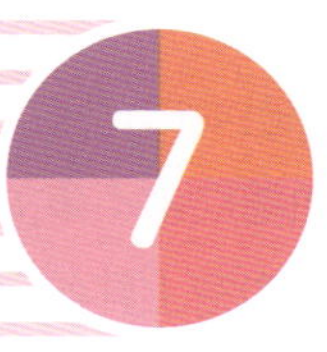

7 糖尿病治療薬のほかに、高齢患者が注意したほうがよい薬はある？

神戸大学医学部附属病院 総合内科 診療科長 **坂口一彦** さかぐち・かずひこ

糖尿病治療薬以外の薬の注意点

糖尿病患者の多くは高齢になるほどほかの疾患を併発しており、心疾患や腎疾患、認知症などの合併症に対する治療薬を併用するケースが多くみられます。こうした併存疾患の治療薬は血糖値に影響を与えることがあります。また、多剤併用（ポリファーマシー）による副作用のリスクも無視できません。ここでは、糖尿病治療薬以外で高齢患者が注意すべき薬剤とそれらの血糖値への影響、およびポリファーマシーによるリスク軽減のための対策について考察します。

併存疾患の治療薬と血糖値への影響

糖尿病治療中の高齢患者が服用する併存疾患の薬剤は、血糖値に影響を及ぼす可能性があります。具体的な薬剤とその作用を以下に紹介します。

1. ステロイド薬

ステロイド薬は抗炎症作用や免疫抑制作用をもち、関節リウマチや喘息、慢性閉塞性肺疾患（chronic obstructive pulmonary disease；COPD）などの治療に用いられますが、糖新生を促進し血糖値を上昇させます。とくに長期服用や高用量投与が行われる場合、血糖管理に大きな影響が出やすくなります。臨床では、ステロイド薬使用開始時に血糖値の変動に注意を払い、必要に応じて血糖測定や治療薬の調整が求められます。頻用されるプレドニゾロンは朝に服用されることが多く、夕方ごろの血糖値を上昇させるのに対して、内因性のコルチゾールの分泌を抑制するため、早朝の血糖値はむしろ低くなる場合があることに注意が必要です。

2. β遮断薬

高血圧や不整脈の治療薬として広く使用されるβ遮断薬は、低血糖の警告症状としての冷や汗、ふるえ、動悸などの自覚症状を感じにくくさせる場合があります。とくに、インスリン療法中の患者において低血糖リスクが見逃される可能性があり、低血糖による事故のリスクが高まるため、医療者による指導が必要です。また、β遮断薬には血糖上昇作用もあるので、患者の血糖値に注意を払う必要があります。

3. 利尿薬（サイアザイド系利尿薬）

高血圧や心不全の管理に使用される利尿薬は、体内の水分排出を促進します。一方でカリウム排泄も促すため、低カリウム血症が生じやすく、これが血糖値の上昇に寄与する可能性があります。利尿薬使用中の患者にはカリウム値の測定を定期的に行い、必要時にはカリウム補給を行うことが推奨されます。

4. アンジオテンシン受容体ネプリライシン阻害薬（ARNI）

心不全や高血圧の治療のために、アンジオテンシン受容体ネプリライシン阻害薬（angiotensin receptor neprilysin inhibitor；ARNI、サクビトリルバルサルタンナトリウム水和物）を使用することがあります。ARNI を用いた大規模臨床試験や発売後の報告などから、ARNI には血糖降下作用があると考えられています。低血糖を起こさないために、インスリン製剤や経口血糖降下薬の調整が必要な場合があります。

5. 抗うつ薬および抗精神病薬

1）三環系抗うつ薬（TCA）

抗うつ薬（とくに三環系抗うつ薬［tricyclic antidepressants；TCA］）や一部の抗精神病薬は、血糖値に影響を与えることが報告されています。TCA は、抗コリン作用によって食欲増進や体重増加をひき起こしやすく、インスリン抵抗性の悪化や血糖値の上昇につながる可能性があります。とくに高齢者では、代謝機能の低下や薬剤の排泄が遅れることによって、これらの副作用がより顕著になる場合があります。そのため、糖尿病患者への TCA の使用は慎重に行う必要があります。

2）選択的セロトニン再取り込み阻害薬（SSRI）

一方、選択的セロトニン再取り込み阻害薬（selective serotonin reuptake inhibitor；SSRI）は一般的に TCA よりも副作用が軽減されており、一部の薬剤では血糖値にプラスの効果が示されています。たとえば、フルオキセチンは体重減少や食欲抑制をひき起こすことで血糖管理を改善する可能性があるとされています。しかし、SSRI のなかにはパロキセチン塩酸塩水和物のように体重増加をひき起こし、血糖値に悪影響を及ぼすものもあるため、薬剤選択時には個々の患者の状態を十分に考慮する必要があります。

3）非定型抗精神病薬

さらに一部の抗精神病薬では、とくに代謝系への影響が大きい薬剤もあります。たとえば、非定型抗精神病薬（オランザピンやクエチアピンなど）は体重増加やインスリン抵抗性の悪化をもたらすことがあり、糖尿病の発症リスクを高める可能性が報告されています。一方で、アリピプラゾールのように、代謝への影響が少ない薬剤も存在します。

6. 使用時のポイント

これらの薬剤を使用する際には、血糖値や体重、食欲の変化を定期的にモニタリングし、必要に応じて治療計画を見直すことが重要です。高齢者はこれらの副作用にとくに敏感であるため、服薬開始後の症状変化や日常生活への影響についても注意深く観察する必要があります。また、医療者間での連携を強化し、患者個々の状態に最適な薬剤を選択することが求められます。

ヨード造影剤使用時の注意点

治療薬ではありませんが、ヨード造影剤も要注意です。高齢糖尿病患者はさまざまな目的でヨード造影剤を用いた検査を受けることがあります。ヨード造影剤の併用によって急性腎障害（contrast-induced nephropathy；CIN）をひき起こすリスクが高まる可能性があります。とくにメトホルミン塩酸塩服用者においては、同薬が腎排泄であるために血中濃度が上昇し、危険な乳酸アシドーシスの発症リスクが高まります。そのため、推算糸球体濾過量（estimated glomerular filtration rate；eGFR）が30～60mL/min/1.73m^{2}に低下している場合は、ヨード造影剤投与前にメトホルミン塩酸塩の休薬を検討します。検査後も48時間はメトホルミン塩酸塩を再開せず、腎機能が安定していることを確認したうえで再開を検討します。

ポリファーマシーによるリスクと対策

高齢者におけるポリファーマシーは、薬剤の相互作用に加え、患者の認知機能低下や服薬アドヒアランスの問題も絡み合い、血糖値の管理を困難にする要因となります。

1. 薬剤間相互作用による血糖管理への影響

多くの薬剤を併用することによって薬物動態の相互作用が発生し、血糖管理が困難になります。たとえば、同時に処方される降圧薬や脂質異常症治療薬が糖尿病治療薬と相互作用をもつことで、血糖降下作用が減弱するケースがあります。これによってインスリン製剤やほかの血糖降下薬の用量調整が必要になる場合があります。

2．薬剤の重複投与と副作用のリスク

高齢患者は複数の医療機関を受診することが多く、同じ作用機序をもつ薬剤が重複して処方されるケースが少なくありません。こうした重複処方は低血糖や血圧の過度な低下をひき起こし、患者にとってリスクが高まります。お薬手帳を活用して定期的に薬剤リストを見直し、重複を避けることが重要です。

3．認知機能の低下と服薬管理

高齢者では、認知機能の低下によって服薬の指示を正確に守れないことが多く、服薬アドヒアランスが低下する傾向にあります。このため服薬量の調整が適切に行われず、血糖管理に影響を及ぼす場合があります。

高齢者における服薬アドヒアランスの向上

認知機能の低下や複雑な服薬指示の理解不足によって、服薬の自己管理が困難な高齢患者が増加しています。この問題を解決するために、医療スタッフの支援が重要な役割を果たします。

1．服薬支援の工夫

患者が服薬を自己管理しやすいようにするため、薬剤を服薬カレンダーや服薬ボックスで整理し、日付ごとに仕分けする工夫が役立ちます。加えて、服薬のタイミングや効果的な服薬方法についての指導を行い、理解度を高める取り組みが必要です。

2．薬剤師との連携

薬剤師と連携し、服薬方法や副作用について定期的に指導を行うことは、ポリファーマシーのリスクを軽減するために有効です。薬剤師が処方薬の適正化に関与することで、患者に最適な薬剤のみが処方されるよう調整できます。また、患者にとってわかりやすい服薬指示書の作成も効果的です。

3．家族や介護者の支援

高齢患者の家族や介護者が服薬状況を把握し、日常的にサポートすることも重要です。患者が薬を適切に服用できるよう、介護者との連携を図り、服薬支援を行うことで、服薬アドヒアランスの向上が期待できます。

＊　＊　＊

高齢の糖尿病患者が健康を維持し、血糖管理を適切に行うためには、糖尿病治療薬以外

の薬剤の影響についても理解し、適切に管理することが求められます。医療者が連携し、患者一人ひとりに合わせてポリファーマシーにならないよう管理を行うことで、副作用のリスクを低減し、質の高いケアを提供することが可能となります。とくに、スタッフのみなさんには患者やその家族に寄り添い、服薬指導や管理のサポートを行うことで、ポリファーマシーのリスクを軽減する重要な役割を担ってほしいと思います。

高齢糖尿病患者の低血糖はなぜ問題なの？ 対策はどのようにする？

徳島大学 先端酵素学研究所 所長／糖尿病臨床・研究開発センター長 教授 **松久宗英** まつひさ・むねひで

高齢者は低血糖になりやすい

高齢の糖尿病患者では、罹病期間の長期化に伴い神経障害や腎機能障害、心血管疾患などの糖尿病に関連する多彩な疾患を合併しやすくなります。それに伴う多剤併用（ポリファーマシー）や認知機能の低下を背景に、経口糖尿病治療薬の飲み間違いやインスリン製剤などの打ち間違い、食事摂取量の不安定化、シックデイなどをきっかけとして、容易に低血糖をきたします。さらに、高齢者では低血糖への認知力や対応力が低下しているため、気づくのが遅れて重症化しやすくなります。そのため、ふだんから低血糖への予防的対策を講じておく必要があります。本稿では、高齢者における低血糖について、病態から対策まで解説します。

高齢者の低血糖の特徴

1. 自覚性の低下

高齢者では低血糖時の動悸、冷や汗、振戦などの自律神経症状の認知力が弱まるとともに、認知する血糖閾値が低下します。さらに、意識レベルが低下する血糖閾値が高くなっているため、低血糖の自覚がなかったり、低血糖症状を自覚できたとしても対処する前に意識障害を起こし、回復に第三者の助けを必要とする重症低血糖に至ったりする場合があります（**図1**）[1]。実際に日本糖尿病学会の「糖尿病治療に関連した重症低血糖の調査委員会の報告」[2]でも、意識障害をきたした重症低血糖の約半数が2型糖尿病で、年齢中央値は77歳と高齢でした。そして、その約半数が低血糖の自覚症状があったにもかかわらず、意識障害に至っていました。

2. 発見困難な夜間低血糖の発生

スルホニル尿素（SU）薬で治療中の高齢糖尿病患者では、食事前や就寝中に低血糖が生

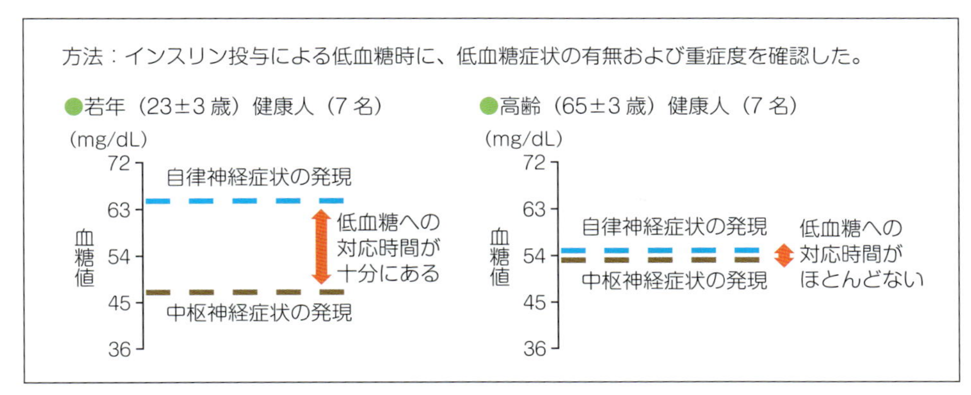

図 1 ● 高齢者では低血糖応答の閾値が低下し容易に意識障害に至る（文献 1 を参考に作成）

じることがあります。とくに就寝中は低血糖症状に気づきにくく、頭痛や悪夢などの症状で目が覚めて、低血糖を自覚する場合があります。インスリン療法を行っている人では、持続血糖モニター（continuous glucose monitoring；CGM）によって夜間に気づけなかった低血糖があとからわかることも多くなっています（**図 2**）。睡眠中の自律神経は副交感神経優位になっています。低血糖時の自律神経症状の中心は交感神経症状であるため、睡眠中は症状に気づきにくくなります[3]。加えて、自律神経障害や無自覚性低血糖があれば、低血糖症状がマスクされます。副交感神経優位な状態では、低血糖時に徐脈や房室ブロックなどの死に直結する不整脈が出現しやすいことがわかっています。就寝中の低血糖から死に至る状態は dead in bed（DIB）症候群として知られています。

重症低血糖による重篤な合併症

低血糖が重症化すると、高齢者では中枢神経症状が後遺したり、心血管疾患が誘発されたり、認知機能が低下したり、ひどい場合には生命の危機が生じたりします。日本糖尿病学会の「糖尿病治療に関連した重症低血糖の調査委員会」による 2014 年の解析では、重症低血糖を発症した症例の 5%に前述のイベントが認められました[2]。また、世界保健機関（World Health Organization；WHO）の mortality database（死亡データベース）の解析から、わが国は重症低血糖による死亡率が欧米と比較して高いことが報告されています。これは、高齢者に重症低血糖が好発することが問題であると考えられています[4]。また、高齢者では低血糖によって転倒から骨折に至り、要介護状態になりやすいことにも注意が必要です。

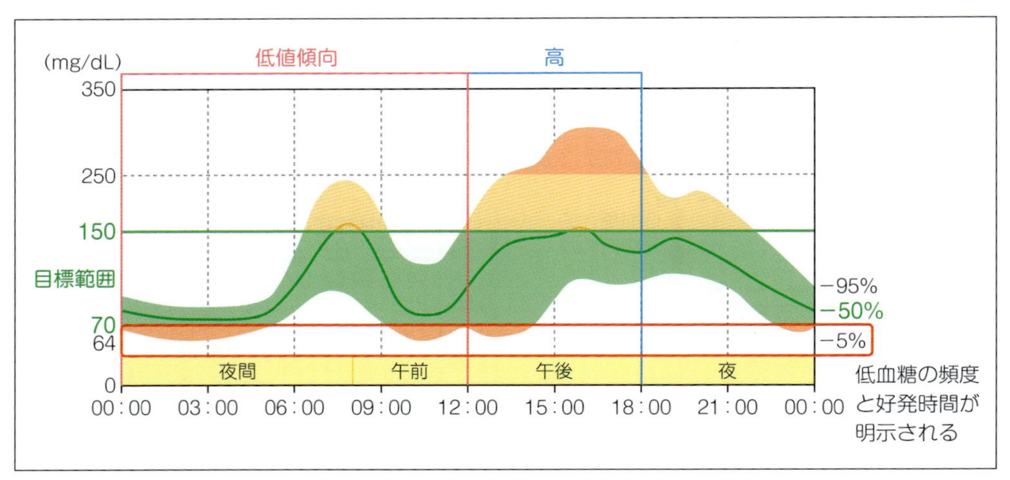

図 2 ● CGM による低血糖の見える化

低血糖の高リスク患者

前述の「糖尿病治療に関連した重症低血糖の調査委員会報告」[2)]などによると、重症低血糖の高リスク要因として、1 型糖尿病、高齢者、インスリン製剤または SU 薬による治療、ポリファーマシー、HbA1c の低値、血糖値の不安定性、腎機能障害、認知症などがあげられます。また、低血糖が重症化しやすい無自覚性低血糖では、1 型糖尿病、糖尿病性神経障害、体格指数（body mass index；BMI）低値、低血糖の反復などがリスクとなります。これらの高リスク者を抽出し、重症低血糖につながる反復する低血糖が起こっていないかを評価することが重要です。

高齢者の低血糖時の対応

低血糖時には、何よりも血糖値を正常化することが重要です。意識レベルの低下がなければブドウ糖などの糖質を経口摂取します。低血糖の重症化を回避するためには、自覚症状の有無にかかわらず、インスリン分泌が抑制される 80mg/dL 前後の血糖値になった際に糖質の補給を行うことが推奨されます。1g のブドウ糖で血糖値が約 5mg/dL 上昇することをめやすに、目標血糖値まで上げるために必要な量の糖質を補給します。そして、15 分後に血糖値が上昇しているかを血糖自己測定（self monitoring of blood glucose；SMBG）や CGM で確認してください。CGM は血管内と間質液とのあいだにグルコース移行の時間差が生じるため、アロウ（矢印）の向きで評価することが有効です。

意識混濁時にむりに糖質を経口摂取することは誤嚥につながります。そのため、口唇部に糖質を塗りつけるなどの対応をしますが、十分な効果は望めないため、グルカゴン投与が必要となります。以前は注射製剤が用いられていましたが、近年はグルカゴン点鼻粉末製剤が使用可能となり、短時間で容易に使用できる操作性から、高齢者でも比較的安心して使えます。

低血糖は早く対処しくり返さない！

1. 早期発見のために

低血糖の無自覚化は誰にでも起こりうることが知られています。先行する低血糖によって低血糖の自覚閾値が低下し、無自覚性低血糖が起こります。この現象は低血糖関連自律神経応答不全（hypoglycemia associated autonomic failure；HAAF）として知られています。そのため、低血糖を可能な限り避けること、いったん生じたらできるだけすみやかに対処することが重要です。インスリン療法時にはCGMの低グルコースアラートの数値を高めにしておき、早めに対応するようにします。

2. 夜間低血糖の対策

夜間低血糖は就寝中に起こるため、自覚症状を欠く場合が多く、SMBGやCGMによって積極的に夜間の血糖値を評価することが必要となります。**図2**に示すように、CGMでは低血糖がどの時間にどのくらいの頻度で生じているかが容易に可視化できます。インスリン製剤を使用していない場合でも、医療機器であるプロフェッショナルCGMが利用できます。また、選定医療による自費診療でのCGMの利用も可能となっています。とくに高齢者でインスリン治療が困難な場合、SU薬を使用せざるをえず、HbA1cが**図3**で示す高齢糖尿病患者の治療目標値の下限を下回る場合であれば、夜間低血糖を疑い、CGMを適用することを推奨します。

3. リスクの少ない薬剤選択

高齢糖尿病患者では、低血糖が重症化しやすい認知機能および日常生活動作（activities of daily living；ADL）が低下した場合の予防的対応が重要です。高齢者の血糖降下薬としては、できるだけ低血糖リスクの低い薬剤を選択します。しかし、リスクとなるインスリン製剤またはSU薬などによる治療が必要な場合は、認知機能とADLの評価に基づき、目標HbA1c値の上限を高めに設定します[5)]。さらに、目標HbA1c値から1%低い下限値を設定し、それを下回れば低血糖のリスクが高いと認識して、評価や治療法の再検討を行います（**図3**）。インスリン製剤の選択においても、基礎インスリン製剤やGLP-1受容体作動薬を併用するなど、低血糖リスクの低い治療レジメンを選びます。すでに頻回インスリン療法を実施中の高齢2型糖尿病患者では、経口薬やGLP-1受容体作動薬を併用し

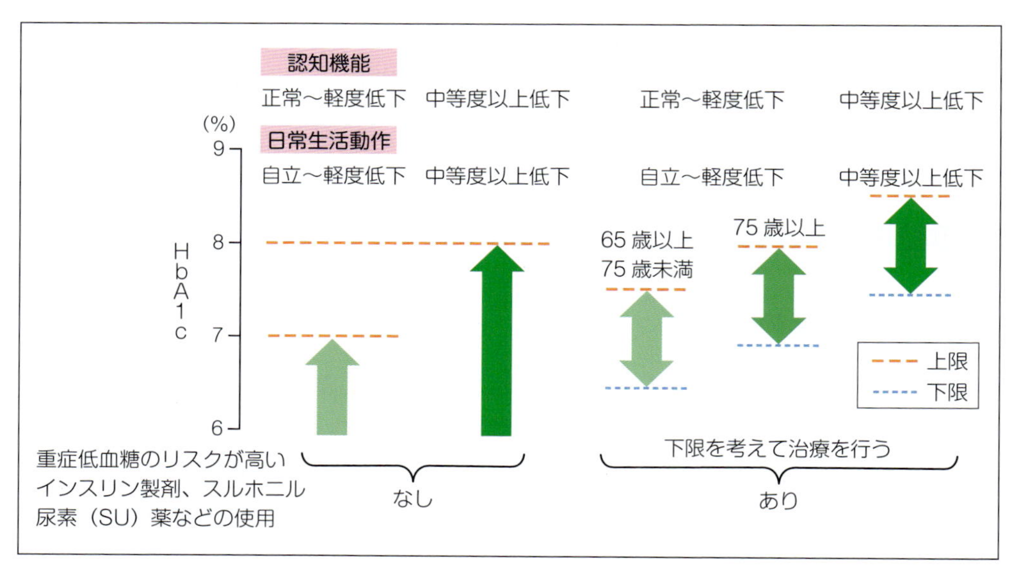

図 3 ● 高齢者糖尿病での HbA1c の目標値

ながら、インスリン製剤の注射回数や投与量を減らして、低血糖リスクの低い治療を目指します。

＊　＊　＊

2014 年には国内で約 2 万件の重症低血糖が発症しており、高齢者と 1 型糖尿病の人で高頻度に認められました。フレイルや身体障害をもつ高齢者では、重症低血糖は生存の危機となり、その予防が何よりも重要です。まずは高リスク者で低血糖を疑い、CGM などで確認し、軽くとも低血糖が存在すれば、その回避に向けた治療の変更が必要となります。自身での対応がむずかしい場合は、家族や支援する介護者も含めた対策が必要です。重症低血糖を回避することが、高齢者糖尿病治療の最重要目標です。

引用・参考文献

1） Matyka, K. et al. Altered hierarchy of protective responses against severe hypoglycemia in normal aging in healthy men. Diabetes Care. 20（2）, 1997, 135-41.
2） 難波光義ほか．糖尿病治療に関連した重症低血糖の調査委員会報告．糖尿病．60（12），2017，826-42.
3） Graveling, A. et al. The risks of nocturnal hypoglycaemia in insulin-treated diabetes. Diabetes Res. Clin. Pract. 133, 2017, 30-9.
4） Zaccardi, F. et al. Global burden of hypoglycaemia-related mortality in 109 countries, from 2000 to 2014 : an analysis of death certificates. Diabetologia. 61（7）, 2018, 1592-602.
5） 日本糖尿病学会ほか編・著．高齢者糖尿病治療ガイド2021．東京，文光堂，2021，120p.

9 高齢糖尿病患者のシックデイ対策はどのようにする?

京都府立医科大学大学院 医学研究科 内分泌・代謝内科学 病院助教 **長谷川由佳** はせがわ・ゆか
京都府立医科大学大学院 医学研究科 内分泌・代謝内科学 教授 **福井道明** ふくい・みちあき

シックデイとは

糖尿病患者において、感染症などによる発熱、下痢、嘔吐や食欲不振のために食事がとれず、脱水やケトーシスになりやすくなり、通常の血糖管理が困難な状態をシックデイといいます(図)。糖尿病の療養生活上、特別な注意が必要な日と位置づけられています。シックデイに該当する症状として、発熱、下痢、嘔吐、食欲不振などのほか、外傷や骨折などがあります。高齢者は脱水をきたしやすく、シックデイに陥りやすいため、とくに注意が必要です。

シックデイ時には、さまざまなストレスに対してカテコールアミンやコルチゾールなどのインスリン拮抗ホルモン(ストレスホルモン)が増加します。そのため、インスリンのはたらきが弱まり、食事を十分に摂取できていなくても高血糖になる場合が多くなります。一方で、シックデイ時は食事摂取量が低下しているにもかかわらず、ふだんどおりに服薬することによって低血糖になるケースがあります。とくに、脱水で腎機能が低下した場合は薬物濃度が上昇するため、ふだん以上の血糖降下作用を発揮してしまい、低血糖がひき起こされることがあります。

シックデイ時の急性合併症

シックデイ時には血糖値の変動により急性合併症が起こりやすく、対応が遅れると危険な状態になる場合があります。急性合併症として、糖尿病性ケトアシドーシスや高浸透圧高血糖状態、乳酸アシドーシス、低血糖などの疾患があります。こうした急性合併症にならなくても、高血糖状態では免疫が落ちるため、病気が重症化したり、遷延したりしやすくなります。

1. 糖尿病性ケトアシドーシス

インスリン作用不足や炭水化物摂取量が少ないときには、体内でケトン体がつくられて

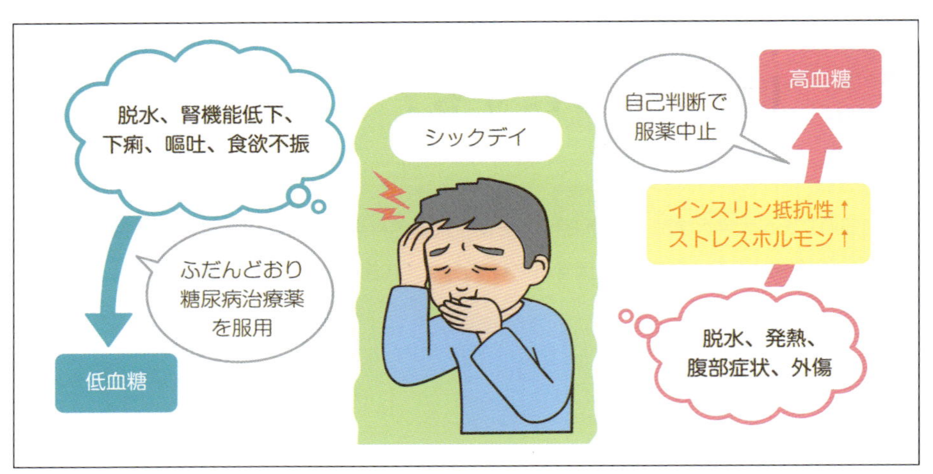

図●シックデイ時の血糖変化

血液中に移動します。すると血液が酸性に傾き（ケトアシドーシス）、嘔気や腹痛などの消化器症状、脱水が出現し、意識障害や昏睡に至ることもあります。SGLT2 阻害薬を服用している患者では、とくに起こりやすくなります。糖尿病性ケトアシドーシスは原則として入院治療となります。

1 型糖尿病患者や 2 型糖尿病患者でインスリン療法を行っている場合、シックデイ時にインスリン注射を自己判断で中止すると、糖尿病性ケトアシドーシスを発症することがあります。何も食べていないからといって、インスリン療法を自身の判断で中断することのないようにしましょう。

2. 高浸透圧高血糖状態

シックデイ時にはインスリン拮抗ホルモンの影響で血糖値が上昇し、脱水に陥りやすくなります。とくに、高血糖状態では尿の浸透圧が高くなり、さらなる高度な脱水をきたします。こうした脱水状態では血液が濃縮され、著明な高血糖による血液の高浸透圧状態に至り、これを高浸透圧高血糖状態とよびます。高浸透圧高血糖状態では多飲、多尿、体重減少、倦怠感がみられ、さらには意識障害や昏睡に陥ります。高浸透圧高血糖状態も原則として入院治療が必要になります。高齢者はもともと体内の水分が少なく、喉の渇きを感じにくいため、すぐに脱水状態になることに注意が必要です。予防として水分の十分な補給が重要です。

3. 乳酸アシドーシス

乳酸は糖質が分解され、エネルギーがつくられる際に発生する物質です。通常、乳酸は体内で分解されますが、糖尿病患者では肝・腎機能の低下時や感染症などの際に、乳酸の産生が増加することがあります。とくに、糖尿病患者では腎機能が低下した際にビグアナイド薬（メトホルミン塩酸塩）を服用していると、血中乳酸値が上昇するといわれています。乳酸が増加するとアシドーシスをきたし、致命的な病態に陥ります。症状としては、過呼吸や消化器症状、意識障害を示し、しばしば血圧低下（ショック）に至ります。予防としては、脱水を防ぎ、シックデイ時にはメトホルミン塩酸塩を中止することが重要です。

4．低血糖

食事の摂取量が少ないときに超速効型インスリン製剤をふだんどおり投与したり、経口血糖降下薬を使用したりすると、低血糖になってしまいます。低血糖では、動悸や発汗、脱力、意識障害などの症状を認めますが、気づきにくい場合があるため注意が必要です。低血糖の際にはすみやかにブドウ糖などの糖類を経口摂取（10g）して対処し、そのあとも注意深く体調を観察してください。

シックデイの対処法「シックデイルール」

1．シックデイルールとは

シックデイ時には、高血糖やケトアシドーシスなどの急性合併症が起こるのを回避するために、特別な対応が必要になります。日ごろから、シックデイの際には医療機関に相談できる体制を確立しておくとよいでしょう。

2．シックデイルールの内容

1）十分な水分・炭水化物を摂取する

脱水予防のため、食欲がなくても十分に水分を摂取します。また、できるだけ摂取しやすいかたちで炭水化物を少量ずつでも摂取し、エネルギーを補給しましょう。おかゆ、めん類、果汁、スープなどがおすすめです。

2）体調・状態の把握に努める

患者や血糖測定が可能な周りの人が血糖測定を行い、血糖値を把握することは病状を知るうえで役立ちます。施設などで尿検査が可能な場合や簡易ケトン体測定器を所持している場合など、ケトン体測定が可能なときは実施するとよいでしょう。体温、血圧などの全身状態を把握することも重症度の判断のめやすになります。また、ふだんから体重を測定していると、体重減少量からおおよその脱水の程度を推定することができます。

3）早期受診のめやすを知っておく

すみやかに医療機関を受診すべきめやすを以下に示します。下記に加えて、改善が乏しい場合にも受診について相談するとよいでしょう。

- 発熱、消化器症状（嘔吐、激しい下痢など）が強いとき。
- 24時間にわたって経口摂取ができない／著しく少ないとき。
- 血糖値350mg/dL以上の持続、血中ケトン体高値、尿中ケトン体強陽性のとき。
- 意識状態の悪化がみられるとき。

4）インスリン療法

ここでは一例を示します。実際には、病状やふだんの血糖値の状態、現在の食事・水分の摂取状況などによって異なるため、適宜医療機関に相談してもらいましょう。

- 中間型または持効型溶解インスリン製剤は中止せず、継続を原則とする。
- 追加インスリンの投与は、食事量（おもに炭水化物）や血糖値、ケトン体に応じて調整する。
- 頻回に血糖値／ケトン体を測定する。

とくに1型糖尿病の場合は、たとえ食事をとれなくても、絶対にインスリン療法を中止してはなりません。不安であれば主治医に連絡をとって相談します。

5）経口血糖降下薬・GLP-1受容体作動薬

スルホニル尿素（SU）薬、速効型インスリン分泌促進薬（グリニド薬）は、食事摂取が不良な場合は量の調整が必要なため、医療機関に連絡することが望ましいです。めやすとしては、ふだんの半分程度の食事量であれば薬の量は半分にし、それ以下であれば休薬を検討します。DPP-4阻害薬については、現在決まったルールはありませんが、食事がとれないときに服用しても低血糖などのリスクは低いと思われます。

ビグアナイド薬はシックデイ時には乳酸アシドーシスになりやすいため、かならず休薬します。SGLT2阻害薬も、シックデイ時には脱水やケトーシスを悪化させやすいため、かならず休薬してください。α-グルコシダーゼ阻害薬（α-GI）は消化器症状を悪化させる可能性があり、消化器症状が強いときは休薬します。イメグリミン塩酸塩については、現在決まったルールはありませんが、メトホルミン塩酸塩と類似の化合物のため、シックデイ時には休薬が望ましいといえます。GLP-1受容体作動薬も、現在決まったルールはありませんが、消化器症状が強いときは休薬としましょう。また、血糖自己測定の値を参考に、インスリン療法への切り替えも含めた変更が考慮されるため、医療機関に相談することが肝要です。

患者の家族や介護者へ伝えたいこと

1. 本人が判断できない場合がある

高齢の糖尿病患者は、脱水や高浸透圧高血糖状態、低血糖になりやすく、しかもそれらの初期症状がはっきり現れず、さらには認知機能がすこし低下していて的確な判断がむずかしかったり、症状をうまく伝えられなかったりする場合があります。ふだんと比べてすこし体調が悪そうなときには、家族や介護者はいつもより注意深く気にかけて、患者の健康とすこしでも早い回復をサポートしてください。

2. とくに気をつけてほしいポイント

以下に、周りの人にとくに気をつけてほしいポイントを示します。

1）こまめな水分補給

喉が渇いていなくても、数時間おきに水分をとるよう促してください。

2）血糖降下薬の使いかたの確認

食事が食べられないのにいつもどおり薬を飲んで低血糖になってしまったり、インスリン製剤を自己判断で休薬して高血糖やケトアシドーシスに至ったりします。休薬のルールは複雑なので、ふだんから患者といっしょに確認し、困ったら医療機関に相談してください。血糖測定器の使いかたについても、周りの人もふだんから知っておくとよいでしょう。

3）意識状態の確認

低血糖を含む急性合併症で昏睡に陥ることがあります。眠っているのか昏睡状態なのか、注意深く観察することが大切です。大声で呼びかけて体を揺すっても反応がない場合は救急受診をしましょう！

引用・参考文献

1） 日本糖尿病学会編・著．“糖尿病における急性代謝失調・シックデイ（感染症を含む）”．糖尿病診療ガイドライン2024．東京，南江堂，2024，447-65.
2） 日本老年医学会ほか編．“低血糖およびシックデイ対策”．高齢者糖尿病診療ガイドライン2023．東京，南江堂，2023，177-82.

10 高齢糖尿病患者の運動療法はどのように行うとよい？

大阪市立総合医療センター 糖尿病・内分泌内科 副部長　**元山宏華** もとやま・こうか

高齢糖尿病患者が運動を行うことの利点

高齢糖尿病患者に運動療法をすすめるにあたり、まず、その利点を説明することが大切です。これまでの研究で、高齢糖尿病患者において定期的な運動を行うことは、生命予後の改善につながることが報告されています。また、運動は血糖値や脂質異常などの代謝異常を改善し、体脂肪量を減らします。継続的な運動は血圧を正常化し、心肺機能の改善にもつながります。運動による筋力の増加は身体機能を向上させ、移動能力も改善させます。さらに不安症状、抑うつ、不眠に対しても効果があり、認知機能低下の抑制にも有用であることが示されています。これらの多面的な効果は、患者の日常生活動作（activities of daily living；ADL）を改善し、要介護リスクを低下させて生活の質（quality of life；QOL）の向上につながります。

若年（中年）患者の運動療法と異なる点・注意点

高齢糖尿病患者では、身体的、精神的、社会的な機能が老化によって低下しているため、若年（中年）患者の運動療法と比べて注意が必要です。

1. 低血糖も高血糖も起こりやすい

血糖推移においては低血糖を起こしやすく、高血糖も起こしやすいことが特徴です。低血糖の症状は無自覚かつ非典型的であることが多いため、運動療法を行うにあたっては予期せぬ低血糖を避ける工夫が必要です。

逆に、良好な血糖値を維持していると思っていても、容易に高浸透圧高血糖状態となる場合があります。高血糖によって脱水やケトーシスを起こしている際には、運動療法は避ける必要があります。

また、高齢糖尿病患者では腎機能や肝機能が低下して、薬剤の副作用が出現しやすいのも特徴です。薬剤を多数服用しているポリファーマシー状態となっている場合はいっそう

表 ● 高齢者糖尿病の運動療法を行うにあたってのチェック項目（メディカルチェック）

- □ 低血糖リスクのある薬剤を服用しているか？
- □ 高血糖が続いていないか？ 水分は十分摂取しているか？
  （空腹時血糖値250mg/dL以上、尿ケトン中等度以上陽性）
- □ 腎疾患、肝疾患、心疾患、呼吸器疾患が進行していないか？
- □ 多剤併用（ポリファーマシー）となっていないか？
- □ 動脈硬化疾患を合併していないか？
- □ 血圧は安定しているか？
- □ 骨、筋、関節疾患を合併していないか？
- □ 認知機能が低下していないか？
- □ 高度の糖尿病性自律神経障害を合併していないか？（起立性低血圧など）
- □ 糖尿病網膜症が進行していないか？（増殖前網膜症）
- □ 転倒歴はあるか？ 転倒リスクがあるか？
- □ サルコペニア（筋力の低下）はないか？

有酸素運動
歩行
ジョギング
水泳
水中歩行　など
レジスタンス運動
腹筋
ダンベル
腕立て伏せ
スクワット
水中歩行　など
バランス運動
片足立位保持
ステップ練習
体幹バランス運動　など
ストレッチング
大腿四頭筋伸ばし
アキレス腱伸ばし
胸・肩・腕周囲筋肉伸ばし　など

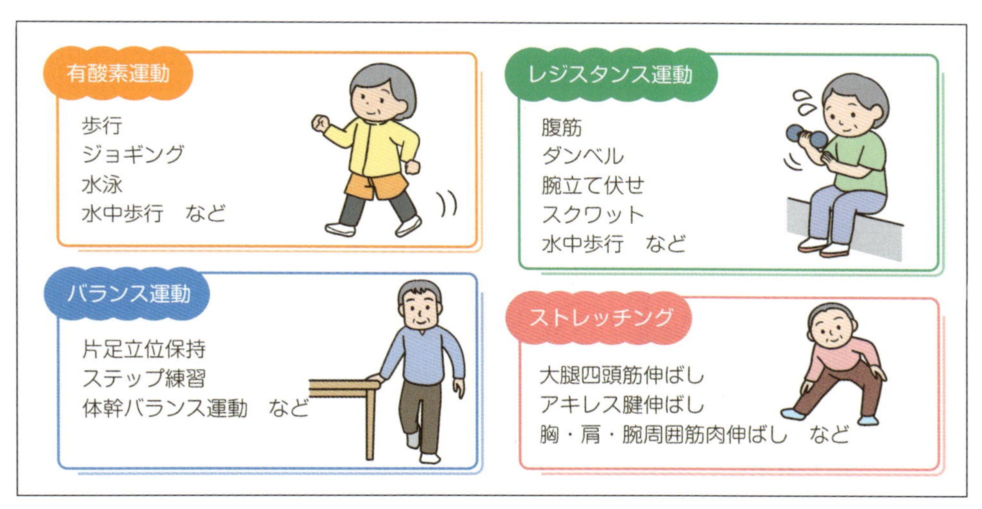

図 1 ● 運動療法の種類（文献 1 を参考に作成）

の注意が必要で、運動の際には薬の副作用に対応できるように準備する必要があります。

2. 合併症の存在

高齢糖尿病患者は脳梗塞、虚血性心疾患などの動脈硬化疾患を合併していることが多くあります。動脈硬化疾患を有する患者は、運動療法を行うにあたって事前に専門医の意見を聞いておくことが大切です。加齢によって変形性関節症などの筋・骨・関節の疾患を合併した患者は、運動による可動域制限があるため、運動の方法を工夫しなければなりません。認知機能が低下している患者や血圧の変動が大きい患者、サルコペニアの患者、糖尿病網膜症を有する患者は転倒するリスクが高いと考えられるため、運動するにあたって安全性に細心の注意を払う必要があります。このように、高齢糖尿病患者では若年（中年）

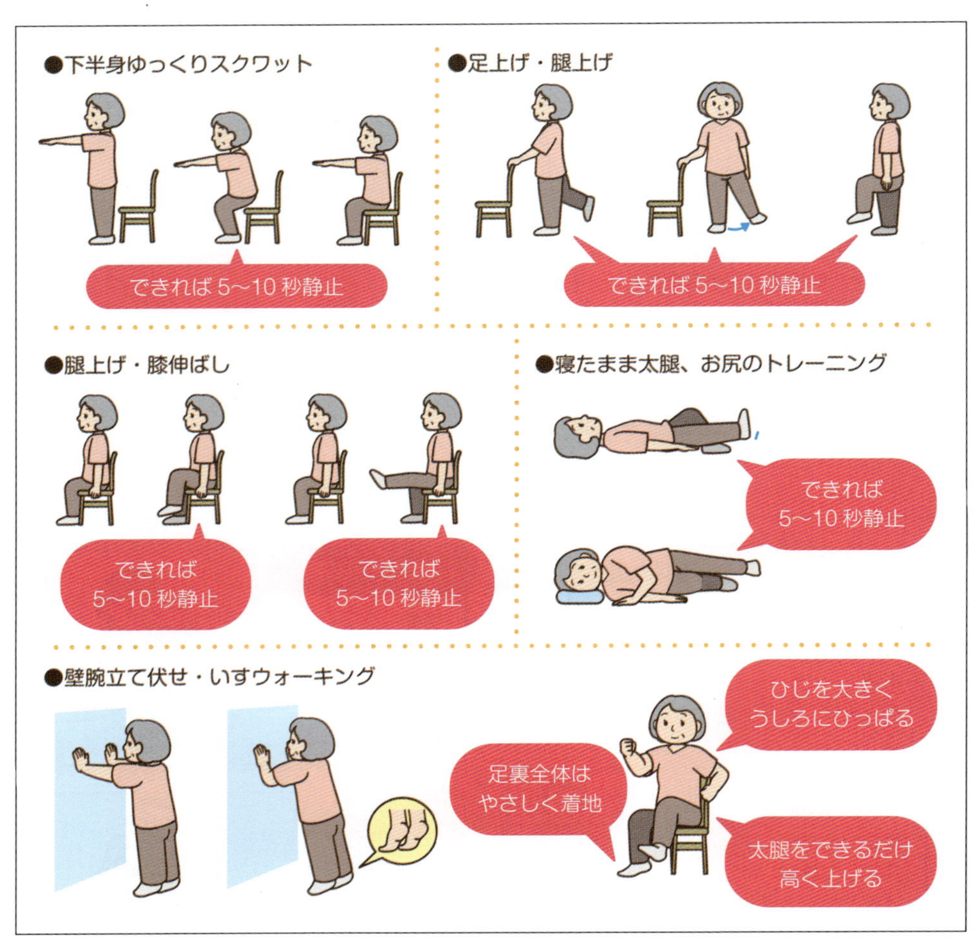

図2● 自宅でも簡単にできるレジスタンス運動（文献2、3を参考に作成）

患者に比べて抱えている問題が多いため、メディカルチェック（**表**）を行ってから進めることが重要です。

高齢糖尿病患者の運動療法の種類と実践

高齢者の運動療法には有酸素運動、レジスタンス運動、バランス運動、ストレッチング（**図1**）[1]、さらにこれらを組み合わせたマルチコンポーネント運動があります。患者の状態はさまざまなため、それぞれの年齢や合併症、併存疾患、生活スタイルに合わせ、運動の種類を選択します。運動をする前には運動に適した服装、靴を準備し、整理体操などで準備運動を行います。

有酸素運動は、酸素の供給に見合った強度の運動のことで、歩行、ジョギング、サイクリング、水泳などが該当します。これらのなかから患者が「楽である」または「ややきつい」と感じる程度の強度で選択し、可能な限り週3〜7回続けられるように支援します。バランス運動は、生活機能の維持・向上や転倒予防に有用な運動です。片足立位保持、ステップ練習、体幹バランス運動などがあり、週2〜3回行います。ストレッチングは、筋肉や腱を一定時間伸張させる方法で、加齢に伴い低下した柔軟性を回復させます。こちらも週2〜3回行います。マルチコンポーネント運動としては、ヨガ、ピラティス、気功、太極拳などが例としてあげられ、血糖管理やバランス能力の改善に有効です。

フレイル、サルコペニアを有する高齢者の運動療法

高齢糖尿病患者は、非糖尿病者に比べて筋力・筋肉量が低下しており、フレイルやサルコペニアの状態になりやすいことが報告されています。レジスタンス運動はフレイルやサルコペニアを有する高齢糖尿病患者の筋肉量・筋力の増加に有用であると考えられ、運動療法の種類に組み込むことがすすめられます。その際に、適正なたんぱく質摂取などの食事療法と組み合わせると、より高い効果が期待できます。レジスタンス運動の例を**図2**[2、3]に示します。負荷をかけた数種類の運動を10回程度反復して1〜3セット行い、毎日連続して行うのではなく、週2〜3回行うとよいとされています。

引用・参考文献

1) 日本糖尿病学会編・著．“運動療法”．糖尿病治療ガイド2024．東京，文光堂，2024，43-8.
2) 小野薬品工業．フレイル・サルコペニア予防のためのレジスタンス運動シリーズ．細井雅之監修．vol.1〜5.
3) 元山宏華．“運動療法を無理なく続けてもらうためのハイパースライド”．激アツ！ 糖尿病教室ハイパースライド：オンラインでも使えるスライド165点＆台本．糖尿病ケアプラス2023年夏季増刊．細井雅之編．大阪，メディカ出版，2023，200-7.
4) 日本糖尿病学会ほか編・著．“高齢者糖尿病の運動療法”．高齢者糖尿病治療ガイド2021．東京，文光堂，2021，49-53.
5) 日本老年医学会ほか編．“高齢者糖尿病の運動療法”．高齢者糖尿病診療ガイドライン2023．東京，南江堂，2023，127-50.

11 「運動がむずかしい」という高齢患者には、どのように対応したらよい？

綾部市立病院 内分泌・糖尿病内科 部長 **大坂貴史** おおさか・たかふみ

「運動はむずかしい」という考え

糖尿病をもつ高齢者のなかには、運動を実施することがむずかしいと感じる人が少なくありません。というよりも、糖尿病をもつ人全体において、ひいては糖尿病の有無や年齢に関係なく、多くの人が「運動はむずかしい」ものであると感じているだろうと思います。あなたにとって、運動はかんたんですか？ むずかしいでしょうか？ どうしてむずかしいのか、その理由はかんたんです。ふだんからやっていないからです。つまり「運動がむずかしいと思っている人」＝「運動をしていない人」とも言い換えることができます。

本稿では、なぜ運動はむずかしいのか、なぜ運動ができないのかについて、とくに高齢の人を対象として掘り下げていきます。

どうして運動を実施できないのか

さて、なぜ運動はむずかしいのでしょうか。スポーツ庁が実施している令和5年度「スポーツの実施状況等に関する世論調査」[1]によると、70歳代の人が「運動を実施しなかった理由」として、40.6%の人が「年を取ったから」、27.8%の人が「面倒くさいから」と回答しています。これは、若い世代の50%以上が「仕事や家事が忙しいから」としているのと比べると非常に対照的です。加えて「もっとも大きな理由」としてあげているのは同じく「年を取ったから」ですが、次にあがっているのはなんと、「特に理由はない」なのです。運動に限った話ではありませんが、運動療法に関してはとくにこの「よくわからない」理由が実施の妨げになっています。

「年をとったから」「特に理由はない」ので運動をしなかった、と考えてしまうことには、以下のようなさまざまな原因が考えられます。

サルコペニアによる運動の障壁

サルコペニアは、高齢者における運動療法の実施に大きな障害をもたらす要因です。その本質は筋肉量の減少と筋力の低下ですが、そのことによって患者の身体機能や心理的状態にどのような影響があり、運動を妨げるのかを具体的に考えていく必要があります。

1. 筋力低下による問題

サルコペニアによる筋力低下は、とくに下肢筋群に顕著に現れます。下肢筋群に筋力低下が起こると、歩行や階段昇降、いすからの立ち上がりといった基本的な動作がむずかしくなります。筋力が低下した状態では、日常生活における動作の負担感が増大し、患者は「運動は負担が大きすぎる」と感じることが多くなります。この感覚が運動療法への拒否感や恐怖心につながるケースがよくみられます。筋力の低下により、わずかな運動でも過剰な疲労感を覚えるようになります。体感疲労も運動の継続を困難にする大きな要因です。

2. 筋持久力低下による問題

サルコペニアでは筋持久力も低下します。これは筋肉が長時間にわたって活動を続ける能力が低下することを意味します。筋持久力の低下は、たとえば短時間のウォーキングや軽い筋力トレーニングでも、すぐに「疲れた」と感じてしまう原因となります。疲労感が蓄積すると、患者は運動を途中でやめたり、次回以降の運動を避けたりする傾向が強くなります。

筋持久力の低下に伴い、日常生活のなかでの活動量そのものが減少します。活動量の低下は筋力のさらなる低下を招き、悪循環に陥るリスクが高まります。筋力の低下は姿勢制御能力の低下にもつながります。とくに、下肢筋力が衰えることによって、立ち上がる際や歩行中のバランスが不安定になり、転倒のリスクが著しく高まります。転倒への恐怖心は患者の心理的な萎縮をひき起こし、運動を控える原因にもなります。「以前、運動中に転倒して痛い思いをした」という経験がある患者では、「また転ぶかもしれない」という不安が強くなり、運動そのものを避けるようになる場合があります。

3. 精神面への影響

サルコペニアによる身体機能の低下は、患者の精神的な側面にも影響を及ぼします。運動をはじめても「思うように体が動かない」「以前できた動きができない」といった体験がくり返されると自己効力感が低下し、運動療法に対する意欲も低下してしまいます。この心理的な障壁は、身体的な課題と並んで、運動療法の妨げとして重要な側面をもっています。

生活環境や認知機能による運動の障壁

高齢患者の場合、生活環境の影響で運動を避ける場面も多くみられます。自宅が狭くて運動スペースが確保できない場合や、近隣に運動施設がないといった場合は、運動をはじめるにあたってのハードルが上がってしまいます。また、家族との接触が少なく社会的に孤立している人の場合、運動そのものに対する意欲が低下していることもあります。

高齢患者のなかには、認知機能の低下が運動の妨げとなっているケースも見受けられます。認知症の進行に伴い、「運動のやりかたがわからない」「動作を覚えられない」という不安やストレスが生じるため、運動への拒否感が強まることがあります。

具体的な運動方法

サルコペニアや生活環境、認知機能の低下が運動療法を妨げている場合、それらを克服するために、運動は患者の身体的・心理的な負担を軽減した、安全で取り組みやすい内容である必要があります。

1. サルコペニアのある患者のための運動

サルコペニアのある患者に対しては、下肢筋力を中心に筋肉を強化しつつ、筋持久力を向上させる運動が重要です。その一つがいすを用いた運動です。たとえば、いすに腰かけて背筋を伸ばした状態で片方の膝を伸ばし、足を上げたまま数秒間その位置を保つ運動（レッグレイズ）があります。この動作を左右交互にくり返すことで、大腿四頭筋が鍛えられます。筋力が低下している患者には、これを1日数分から開始して、体力に応じて時間を増やすよう提案します。この運動は立ち上がる動作を補助する筋肉の強化にも役立つため、日常生活動作（activities of daily living；ADL）の改善につながります。

いすからの立ち座り運動（スクワット）も効果的です。手すりや壁を利用していすから立ち上がり、ふたたび腰をかける動作をくり返すことで、下肢と体幹の筋力をバランスよく鍛えることができます。患者がこの動作をむずかしいと感じる場合は、座った状態から立ち上がる際に机を使ったり、家族や介助者が手を貸したりすることで、安心感をもって取り組むことができるとよいでしょう。

これらの筋力トレーニングは筋力だけでなく、筋持久力や体力などの増強にも効果的であることが報告されています[2)]。

2. 生活環境や認知機能の影響がある患者のための運動

生活環境の影響で運動がむずかしい場合、自宅内で可能な運動を提案します。たとえば、家事に運動の動作を取り入れたり、積極的に行う家事を増やしたりすることで活動量を増やすことも重要です。

認知機能が低下している場合には、かんたんで覚えやすい運動を選ぶ必要があります。たとえば、音楽を活用した運動が適しています。童謡やなじみのある音楽に合わせて手拍子をしたり、軽く足を踏みならしたりすることでリズム感を養い、全身の動きをひき出すことができます。こうした運動は楽しみながら行うことができるため、患者の心理的なハードルを下げる効果も期待できます。また、ボールを軽く握ったり離したりする動作など、指先を使ったかんたんな運動は脳へ刺激を与え、認知機能の維持にも役立ちます。

運動を実施する際の工夫

こうした運動を行う際には、患者が「できた」と感じ、達成感を得られるように小さな目標を設定することが大切です。また、安全性をしっかりと確保することも重要です。患者の様子を見ながら段階的に運動を実施し、高齢患者でもむりなく運動を生活に取り入れていけるようにサポートしていくことが求められます。

「運動によって生活が楽になる」「爽快感が得られる」など、運動によるポジティブな効果が得られるようになれば、自然に運動ができるようになるでしょう。とにかく、はじめる入口のハードルは低く、そして楽しみを感じられるようにするための工夫が重要です。

引用・参考文献

1）スポーツ庁．令和5年度「スポーツの実施状況等に関する世論調査」(令和5年11月調査)．(https://www.mext.go.jp/sports/b_menu/toukei/chousa04/sports/1415963_00012.htm，2024年12月閲覧)．

2）Smart, TFF. et al. The role of resistance exercise training for improving cardiorespiratory fitness in healthy older adults : a systematic review and meta-analysis. Age Ageing. 51 (6), 2022, afac143.

12 認知症やうつ状態の高齢糖尿病患者にはどのようにかかわったらよい？

東京医科大学 糖尿病・代謝・内分泌内科学分野 助教 **田丸新一** たまる・しんいち
東京医科大学 糖尿病・代謝・内分泌内科学分野 主任教授 **鈴木亮** すずき・りょう

糖尿病患者の高齢化

日本における少子高齢化はきわめて速いスピードで進行しており、高齢者の増加とともに高齢2型糖尿病患者も増加しています。厚生労働省の「平成30年国民健康・栄養調査報告」では、70歳以上の人口に占める糖尿病患者の割合は男性で24.6%、女性で15.7%と高く、その割合は加齢とともに増加しています[1]。糖尿病患者の高齢化とともに、糖尿病の併存疾患としての認知症やがん、骨折、うつ病、歯周病などが患者の生活の質（quality of life；QOL）を低下させる大きな要因となっています。

本稿では、このなかでも大きな社会的問題の一つである認知症に焦点をあて、認知機能・心理機能に問題のある糖尿病患者への療養支援のポイントや注意点について解説します。

高齢者糖尿病と認知症

高血糖状態が長く続くと認知機能が低下しやすくなり、認知症を発症しやすくなることはよく知られています。糖尿病の人は糖尿病でない人と比べて、アルツハイマー型認知症に1.5倍、脳血管性認知症に2.5倍なりやすいという報告があります[2]。また、認知症の前段階である軽度認知障害にもなりやすく、とくに記憶力や注意力が障害されてしまうため、服薬アドヒアランスの低下などをきたします。

ただ、すべての糖尿病患者が認知症になりやすいわけではなく、近年では認知症になりやすい危険因子があきらかになってきています。HbA1c 8%以上の高血糖状態や介助が必要な重症低血糖、動脈硬化性疾患を併発している患者は、認知症発症のリスクが高いといわれています[3、4]。身体活動量の低下や低栄養、社会からの孤立といった生活面での要因も危険因子となります。認知機能が低下すると服薬やインスリン注射、食事・運動療法がうまくできなくなり、それが糖尿病の悪化につながるという悪循環に陥ることもよくあります。社会とのつながりを保つようなサポート活動も、認知症予防のために重要です。

認知症のスクリーニングと重症度の評価

認知機能障害のスクリーニング検査として、改訂長谷川式簡易知能評価スケール（Hasegawa dementia scale-revised；HDS-R）またはミニメンタルステート検査（mini-mental state examination；MMSE）があります。簡易な検査としては Mini-Cog（時計描画試験と3語の遅延再生）、地域包括ケアシステムにおける認知症アセスメントシート（the dementia assessment sheet for community-based integrated care system-21 items；DASC-21）、認知・生活機能質問票（the dementia assessment sheet for community-based integrated care system-8 items；DASC-8）などがあります。

一般的に認知症の重症度評価には、アルツハイマー型認知症の進行ステージを評価する FAST（functional assessment staging of Alzheimer's disease）や臨床的認知症尺度（clinical dementia rating；CDR）などが用いられます。また、高齢者総合的機能評価（comprehensive geriatric assessment；CGA）を用いて、意欲や QOL などの精神・心理的な側面を総合的に評価し、患者個々の問題点をあきらかにすることも重要であると考えられます。

認知症の程度や支援の状況に応じた血糖管理目標の設定

まずは患者の合併症や併存疾患の状態や虚弱性、そしてそれらから見込める生命予後などの多方面から血糖管理目標を設定し、治療内容を考えていきます。日本老年医学会と日本糖尿病学会では認知機能と日常生活動作（activities of daily living；ADL）などの評価に基づき、「高齢者糖尿病の血糖コントロール目標（HbA1c 値）」[5] を3つのカテゴリーに分類しています。カテゴリーⅠは認知機能と ADL が正常、カテゴリーⅢは中等度以上の認知症または基本的 ADL 低下の状態です。これらのカテゴリーをもとに、低血糖リスクを考慮して患者に応じた血糖管理目標が設定されます。

このカテゴリー分類には、前述した DASC-8 を用いることができます。DASC-8 は記憶、時間見当識、手段的 ADL（買いもの、交通機関の利用、金銭管理）、基本的 ADL（排泄、食事、移動）の8つの質問を4段階で評価して合計します。合計点で10点以下がカテゴリーⅠ、11～16点がカテゴリーⅡ、17点以上がカテゴリーⅢと分類します。

認知症の糖尿病患者に対するかかわりかた

認知症の有無にかかわらず、高齢糖尿病患者には以下のような特徴があります[6]。

①食後高血糖を起こしやすい。

②低血糖に対する脆弱性を有する。
③腎機能低下、多剤併用などで薬物有害事象が顕在化しやすい。
④動脈硬化性疾患の合併が多く、無症候性の場合が少なくない。
⑤フレイル、サルコペニア、ADL 低下、認知機能低下、うつ状態、低栄養、転倒・骨折、骨粗鬆症、排尿障害などの老年症候群をきたしやすい。

これらの特徴を考慮したうえで、認知症の糖尿病患者の病態に応じて適切な支援を考えることが重要です。認知機能低下や運動機能障害を自覚していないケースもあるため、患者の感情面にも配慮が必要です。家族や医療スタッフなどの周囲の人との会話や心ない一言で、感情失禁が生じることがあります。

認知症の進行により日常生活機能が徐々に低下してくるため、家族の介護負担の増加が患者 - 家族関係の悪化やストレスの原因になることもあります。そのため、早期にケアマネジャーに相談し、介護保険を申請して適切なサービスを受けられるように手配をすることが、患者や家族の不安・ストレスの軽減につながります。

認知症の糖尿病患者に対する食事療法のポイント

基本的な考えかたとして、十分なエネルギーをバランスよく摂取することが大切です。偏った食事内容は認知機能を悪化させるため、注意が必要です。認知症患者の食事療法において、われわれがもっとも対応に苦慮することに過食があります。認知症患者の過食は幻覚や妄想、徘徊、興奮といった行動心理症状（behavioral and psychological symptoms of dementia；BPSD）の一つと考えられます。BPSD に対しては、現在のところ明確な治療指針はありませんが、以下のことを考えて対応するとよいと考えられます。

①過食の原因を考える。
②手の届く範囲に食べものが置かれていないかどうかを確認する。
③一方的に叱責しない。
④空腹を補うために、野菜などのエネルギーの低い食事を適量決まった時間に提供する。
⑤生活環境（独居、家族関係）などの改善できる点を改善する。
⑥宅配食などの利用できるサービスを確認する。

これらのケアを患者一人ひとりに応じて行うことが大切です。

認知症の糖尿病患者に対する運動療法のポイント

一般的に高齢糖尿病患者の運動療法では、フレイル予防として負荷をかけて筋力トレーニングなどを行うレジスタンス運動と、歩行などの有酸素運動がすすめられます。しかし、認知症の糖尿病患者では自己の認知機能や身体能力を適切に判断できない場合があり、転倒や思わぬ事故につながることがあります。そのため運動の様子を注意深く観察し、無理のない範囲で行うことが必要です。

認知症が進行している患者は運動療法の目標が設定しづらいため、日常的に運動を行っていない場合は、楽しく取り組めるような運動でなければ長く続けることはむずかしいと考えられます。デイサービスやショートステイといった地域コミュニティでの集まりなどを上手に活用し、自主的に取り組めるような雰囲気づくりをすることにより、運動療法の継続が可能となります。

認知症の糖尿病患者に対する薬物療法のポイント

まずは糖尿病治療薬の服用状況について確認をしましょう。インスリン製剤の投与量を自分で適正に調整できずに過量投与してしまったり、短期記憶障害によって経口血糖降下薬を服用したことを忘れて短時間のうちに再度服用したりしてしまうと、低血糖のリスクが上昇します。低血糖発作による意識障害が認知症による症状と誤認されてしまい、対応が遅れることで低血糖が遷延すると、低血糖脳症をきたして意識障害が非可逆的になることもありえます。家族や医療スタッフは服薬管理状況に注意しなければなりません。

また、加齢によって今までできていたことが徐々にできなくなっていきます。インスリン製剤の単位が見づらい、手の動きが悪くボタンを押せないなどの患者のADL状況を把握して、それぞれに合った補助器具の利用をすすめましょう。

患者と家族の負担を減らす

認知症を併発している糖尿病患者の療養指導で重要なことは、①患者の状態把握、②低血糖の予防、③服薬管理、④周囲のサポート体制の構築です。とくに患者および家族の負担を減らすことが、糖尿病の治療効果向上や患者自身のQOLの維持につながります。

引用・参考文献

1） 厚生労働省．“調査の概要”．平成30年国民健康・栄養調査報告．（https://www.mhlw.go.jp/stf/seisakunitsuite/bunya/kenkou_iryou/kenkou/eiyou/h30-houkoku_00001.html，2024年12月閲覧）．
2） Xue, M. et al. Diabetes mellitus and risks of cognitive impairment and dementia : A systematic review and meta-analysis of 144 prospective studies. Ageing Res. Rev. 55, 2019, 100944.
3） Mattishent, K. et al. Bi-directional interaction between hypoglycaemia and cognitive impairment in elderly patients treated with glucose-lowering agents : a systematic review and meta-analysis. Diabetes Obes. Metab. 18（2），2016, 135-41.
4） Rawlings, AM. et al. The Association of Late-Life Diabetes Status and Hyperglycemia With Incident Mild Cognitive Impairment and Dementia : The ARIC Study. Diabetes Care. 42（7），2019, 1248-54.
5） 日本老年医学会・日本糖尿病学会編．“4．カテゴリー分類による血糖コントロール目標”．高齢者糖尿病診療ガイドライン2023．東京，南江堂，2023，93-5.
6） 日本老年医学会・日本糖尿病学会編．“高齢者糖尿病の特徴”．前掲書5），3.

13 そのほかに、高齢糖尿病患者の生活上の注意点はある？

大阪市立総合医療センター 看護部 日本糖尿病療養指導士 **宮城恵** みやぎ・めぐみ

高齢糖尿病患者の特徴

高齢糖尿病患者は糖尿病以外の併存疾患を有していることが多く、糖尿病合併症の合併頻度も高いといわれています。そのほか、低栄養やフレイル・サルコペニア、認知機能低下、日常生活動作（activities of daily living；ADL）低下などの老年症候群の合併も多いといわれています。またコロナ禍以降においては、社会参加を控えざるをえなかった状況が老年症候群の進行を招き、社会とのつながりが希薄になるなどの問題も考えられます。

本稿では、こうした高齢者特有の問題点のなかでも、なかなか行いにくいフットケアや、低栄養・オーラルフレイルとも関係のある口腔ケア、健康維持につなげるための社会参加について解説します。

糖尿病性足病変とは

糖尿病性足病変では、糖尿病性神経障害や血流低下をきたしている状態の足に、摩擦などの負担や誤った爪切りによる外傷が起こることによって、炎症や感染症がひき起こされて潰瘍や壊疽につながります。加えて、高齢者では加齢による視力低下や筋力低下、皮膚のバリア機能の低下によって、糖尿病性足病変のリスクが高くなるため注意が必要です。

フットケア指導時のポイント

1. 靴下を履く

足に傷をつくらないため、また白癬予防のために家でも靴下を履くように伝えましょう。靴下は吸湿性のよい綿やウール、シルクなどの素材がおすすめです。ナイロンやポリエステル素材の靴下は吸湿性が悪く、蒸れやすいため避けたほうがよいです。また、靴下の色は出血したときに気がつきやすいよう、白などのうすい色を選ぶとよいでしょう。

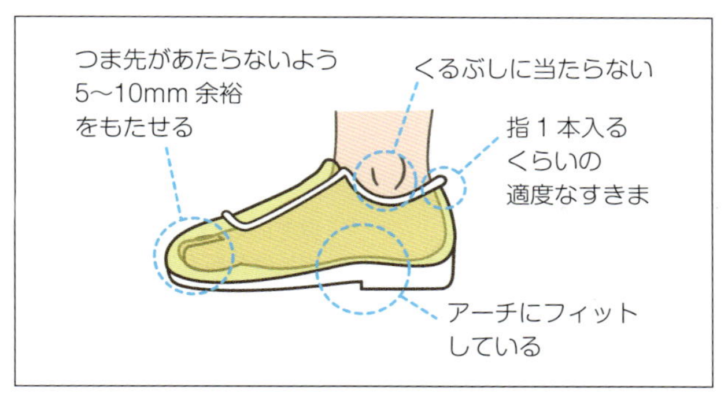

図 1 ● 足に合った靴選び

5 本指ソックスは白癬予防におすすめですが、サイズが合わない場合には血流が悪くなることがあるため注意が必要です。冬は寒さ対策のために靴下を何枚も重ねて履く人がいますが、重ね履きも血流悪化につながるため、避けるように伝えましょう。また、就寝時に靴下を履いていると熱がこもって蒸れやすく、安眠の妨げになることがあります。就寝時は状況に応じて靴下を脱ぎ履きするようにします。

2. 自分に合った靴を履く

足に合わない靴を履いていると靴ずれを起こし、そこから糖尿病性足病変につながるケースが多くあります。糖尿病性足病変の原因の約 69%は靴ずれであるともいわれているため、靴選びは非常に重要です（**図 1**）。スリッパやサンダルは脱げやすく、すり足歩行になることで転倒の危険があるため、避けるようにしましょう。また、透析患者の場合は透析直後に靴を選ぶことは避けましょう。

足の感覚に異常がある場合は自分に合った靴の選択がむずかしいことも多いため、シューフィッターに相談することも選択肢の一つです。シューフィッターは百貨店や靴の専門店にいることが多いです。高齢者を専門とするシューフィッターもおり、インターネットでシューフィッターがいる場所を検索することも可能です。

3. 足を清潔に保つ

1）手が届きにくい場所も工夫して洗う

目が見えにくい、足に手が届かないといった理由で足を洗わない、洗っているつもりでも洗えていないという高齢者は多く、フットケア外来に訪れる人でも足趾や爪のあいだに角質が溜まっている状態の足をよく見ます。感染を防ぐためにも、足を洗うときにはせっけんをよく泡立て、柔らかいタオルやスポンジで優しく洗って汚れを落とす必要があります。指のあいだはとくに洗えていないことが多く、足に手が届かない場合には柔らかめの歯ブラシか足を洗う専用のブラシを使用する（**図 2**）、あるいは割り箸にスポンジを挟んで

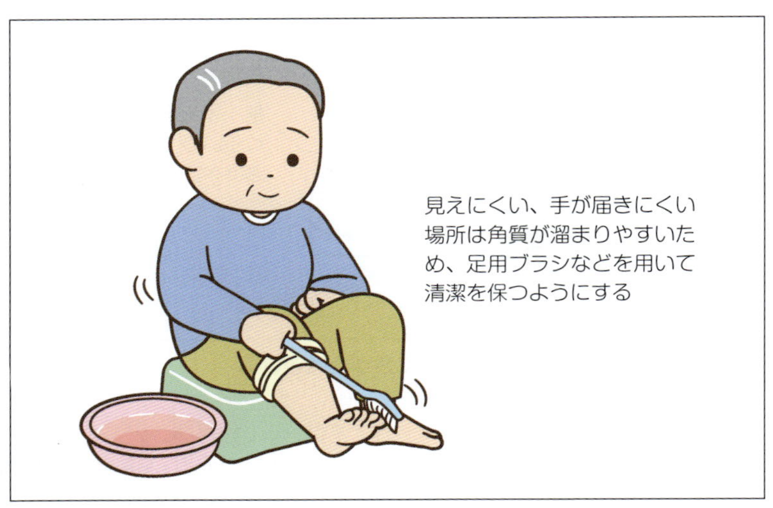

図2● 足用ブラシで指先まで洗う

ブラシの代わりに使用するなどの工夫をすることで汚れを落とすことができます。

2）強くこすりすぎない

高齢者は皮膚が弱くドライスキンの人が多いため、強くこすりすぎないよう注意が必要です。かかとの角質が気になって軽石でこするケースがありますが、傷ができやすいため軽石は使わず、保湿剤を塗って柔らかくするように伝えてください。どうしても使いたいときは週１回、軽くこする程度にしてください。軽石を使いすぎるとかえって皮膚が分厚くなってしまうため、理由も併せて説明するとよいでしょう。

4. 危険を避ける

1）床の安全を保つ

家の環境にも注意が必要です。床にあるものを踏んで傷ができる、床がささくれだっていることに気がつかず踏んで傷をつくるといったケースもあるため、注意が必要です。

2）胼胝・鶏眼のケア

胼胝や鶏眼、皮膚が分厚く固くなっているところをカッターナイフやはさみで自己処理して出血する、鶏眼に対してサリチル酸を使用して健康な皮膚まで軟化させて傷をつくるるといったケースがあるため、自分で処理せずに皮膚科を受診することを促しましょう。

3）ウイルス性疣贅

ウイルス性疣贅（ゆうぜい）は自分で処理すると悪化するおそれがあります。一般の人が見分けるのはむずかしく、胼胝だと思って自分で削っていたらウイルス性疣贅で手に広がってしまったというケースもあるため、自分では触らずに皮膚科を受診するように伝えましょう。

4）白癬のケア

糖尿病があると白癬になりやすいといわれています。症状がないときは放置しがちですが、悪化すると蜂窩織炎をひき起こしかねないため、症状がなくても対処する必要があります。まずは皮膚科の受診を促しましょう。

5）軟膏の塗りかた

軟膏を処方されていても、塗る部位や量、順番がわからずに使用していることがあるため、塗る順番や軟膏の量など、適切に使用ができているかどうかを確認しましょう。

6）家族の白癬に注意

本人だけでなく、同居している家族が白癬をもっている場合は、家族の白癬も治療する必要があります。バスマットやタオルを共有すると白癬菌まで共有することになってしまうので、可能な限り共有しないことをすすめます。

口腔ケア

最近は巷でもオーラルフレイルという言葉が使われるようになりました。オーラルフレイルとは口腔機能の低下をいいます。高齢糖尿病患者は唾液の分泌が低下していることが多く、さらに最近では新型コロナウイルス感染症の影響でマスクをする機会が増えたことにより、口呼吸になりやすいことが口腔内の乾燥を助長しています。それに加え、噛む力や飲み込む力が弱くなるとオーラルフレイルが進行するため注意が必要です。口腔ケアが必要な患者には以下の点に注意して説明するようにしましょう。

口腔ケア指導時のポイント

1. 歯科受診

厚生労働省が発表した「令和 4 年歯科疾患実態調査」の結果では、55 歳以上の歯周病罹患率は 55～60%であるとのデータが出ています[1)]。歯周病は初期段階においては無症状であるため、痛みや歯茎の出血などの自覚症状が表れてから歯科を受診する人も多いでしょう。定期的に歯科受診を行い、定期健康診断や口腔内の清掃を受けるように促しましょう。

糖尿病患者の場合、状態によっては歯の治療が制限されることがあります。あらかじめ歯科医に自身が糖尿病であることを伝えておくことも重要です。JADEC（日本糖尿病協会）から発行されている糖尿病連携手帳には、糖尿病に関する血液データを記載する欄のほかに、眼科や歯科の情報や足の状態などが記載できます[2)]。糖尿病連携手帳で情報を一本化することができるため、うまく活用してください。

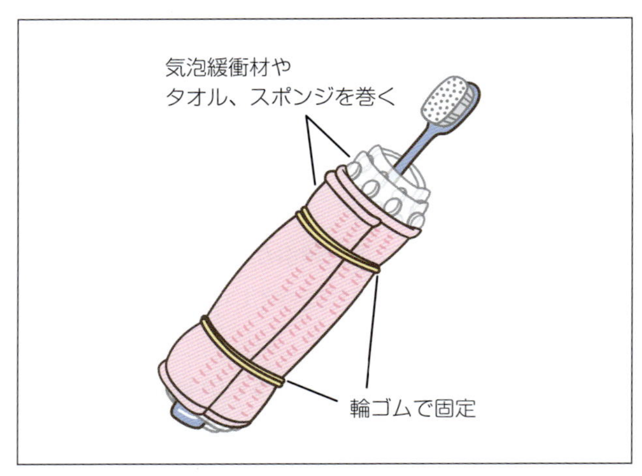

図3● 歯ブラシの柄を太くして握りやすくする工夫

2. 自宅での口腔ケア

歯ブラシだけでは汚れが取りきれないため、歯間ブラシやフロスを使用することが必要です。歯間ブラシにはサイズがあり、サイズが合っていないものを使用していると歯茎を傷つけてしまうおそれがあるため、かならず患者に合ったサイズを使用するようにします。フロスも強くこすると出血のおそれがあるため、歯に沿わせるようなイメージで使用しましょう。フロスの使いかたはコツがあるため、歯科で使いかたを教えてもらうように患者に伝えるとよいでしょう。

また、高齢になると握力の低下により歯ブラシが握りにくいことがあります。歯ブラシに気泡緩衝材や布を巻いて輪ゴムで留め、柄の部分を太くすることで握りやすくなります（**図3**）。

社会参加について

人生のそれぞれの時期に生ずる課題のことを発達課題といいます[3)]。発達課題はその人が健全で幸せな発達を遂げるために達成してほしいものです。

高齢者の発達課題としては、同年代の人びとと明るく親密な関係を築くこと、次世代に価値を生み出す活動に積極的に関与することが求められます。これらの活動は、高齢者の生活の質を高め、孤立や孤独を防ぐためにも重要です。社会参加を通じて外部とつながりをもつことで、精神的な充足感が得られ、健康の維持にも寄与します。

社会参加についての指導時のポイント

自宅で過ごす時間が多くなると筋力が低下し転倒リスクが高まるほか、刺激が不足することによる認知機能の低下にもつながりかねません。社会参加の例としては、市民プールやフィットネスクラブに通うこと、ボランティア活動に参加することなどがあげられます。患者会や老人クラブに参加することや、晴れた日には公園に行って友人と談笑することなども効果的です。

各地域には糖尿病患者会があり、そこではさまざまな取り組みや情報共有が行われています。JADECが発行する『さかえ』[4]などの資料も、役に立つ情報源として活用してください。

＊　＊　＊

さまざまな注意点をあげましたが、患者自身が自分にとって「有益である」と感じなければ行動には移しません。一方的に伝えるのではなく、患者と一緒になって考え、その人個人にあった提案をすることが大切です。

高齢者とかかわるときに、「この人は今まで長い人生を生きてきたから、言ってもむりだろう」と考えてしまう場面が少なからずあると思います。患者の問題を認識していながら、それを解決する行動を起こすことができない状況をクリニカルイナーシャ（臨床的な惰性）といいます。患者が糖尿病とうまくつき合っていけるように、クリニカルイナーシャの克服を肝に銘じてかかわっていきましょう。

引用・参考文献

1）厚生労働省．令和4年歯科疾患実態調査結果の概要．（https://www.mhlw.go.jp/content/10804000/001112405.pdf，2024年12月閲覧）．
2）日本糖尿病協会．糖尿病連携手帳．（https://www.nittokyo.or.jp/modules/patient/index.php?content_id=29，2024年12月閲覧）．
3）R.J. ハヴィガースト．ハヴィガーストの発達課題と教育：生涯発達と人間形成．児玉憲典ほか訳．東京，川島書店，1997，180p.
4）日本糖尿病協会．月刊誌「さかえ」．（https://www.nittokyo.or.jp/modules/sakae/index.php?content_id=1，2024年12月閲覧）．

高齢糖尿病患者の災害対策で注意点はある？

佐賀大学医学部附属病院 看護部 慢性疾患看護専門看護師／糖尿病看護特定認定看護師
藤井純子 ふじい・じゅんこ

高邦会高木病院 糖尿病内分泌肝疾患センター **安西慶三** あんざい・けいぞう

糖尿病患者の災害対策の基本

日本は地震や津波、洪水、台風など何度も大きな災害を経験してきました。災害には台風のように前兆を予測できるものや、地震のように突発的に起こるものなどさまざまな種類があります。どのような災害でもわれわれの生活や健康に何らかの影響を及ぼす可能性があり、被災を最小限にくいとめるためには、平穏なときから災害に備えることが大切です。そしてひとたび災害が起きたときに、発災からの経過時期に応じて糖尿病患者が最善の対応をとり、災害による2次健康被害を最小限にできるような教育・支援が望まれます。

1. 災害超急性期～急性期（発災～1週目）

食料や治療薬の確保がむずかしい時期です。とくに1型糖尿病の人やインスリン依存状態にある糖尿病患者は、インスリン療法の中断によって、食べていなくても高血糖が生じます。さらに水分が十分にとれない状況が加わり、糖尿病性ケトアシドーシスになりやすいため、緊急でインスリン療法を再開する必要があります。また、外傷のリスクがあるため、糖尿病性足病変に注意が必要です。

高齢者では心身の動揺に加え、薬剤やお薬手帳を紛失してしまい、どのような治療をしてきたか、どのような症状を感じているのか、何に困っているかを医療者や支援者に尋ねられてもうまく答えられず、見逃されることがあるため注意が必要です。

2. 災害亜急性期・慢性期（2週目～1、2か月目）

避難所生活が長くなることで、発災前に行ってきた食事や療養行動ができないことによる不安やストレスが高まる時期です。すこしずつライフラインが回復して食料が供給されるようになりますが、保存のきく菓子パンや食塩量が多い食品の摂取が増えるため、高血糖や高血圧をきたしやすくなります。集団生活のなかでは、呼吸器や泌尿器、消化器の感染症に罹患したり、車中生活で深部静脈血栓症になったりするリスクが高まります。高齢者では免疫力や予備能力が低下しているため、病状が重症化しやすいことに注意が必要です。また、トイレに行くことを遠慮して水分摂取を控える傾向があり、脱水や便秘になりやすくなります。清潔ケアも十分にできないため、皮膚の乾燥や足の胼胝・角化の悪化、足爪のトラブルが生じやすくなります。

3. 災害慢性期（災害2か月目以降）

生活の場が自宅や仮設住宅、親戚の家などに移行する時期です。かかりつけ医から離れてしまい、治療が中断することもあります。新たな生活スタイルの確立が必要となり、血糖管理の悪化の背景にうつ状態が隠れていることもあります。高齢者では活動不足から心身の機能低下をきたして生活不活発病が生じやすくなります。進行するとフレイルやうつ状態、認知機能の低下などにつながることがあります。

高齢糖尿病患者の災害対応のポイント

1. 平穏時の確認事項

自施設に通院中の患者のうち、1型糖尿病患者やインスリン依存状態にある患者、認知症の患者など、ハイリスク者の把握が必要です。災害が起こってから慌てずにすむように、平穏時から所在や連絡先の把握をしておきましょう。

2. 災害対策リーフレット

患者にはJADEC（日本糖尿病協会）が発行している「糖尿病連携手帳挟み込み型 防災リーフレット（図）」[1]などを利用して、災害時に持ち出しが必要な物品の準備や連絡先について、家族も交えて確認しましょう。飲み薬や注射薬の対応については、シックデイ時の対応が参考になります。これらを書いたリーフレットを居室の目につきやすい場所に貼っておくと、家族間での共有ができてよいでしょう。

3. 避難所での注意点

1）水分補給

脱水や便秘により急速に体調悪化をきたしやすいため、喉が渇いていなくてもこまめな水分補給を促します。飲料水やお茶を手の届く場所に置いておくよう伝えましょう。

2）体調管理

体調不良は我慢をせずに医療者に伝えたほうがよいことを説明しておきます。高齢者は複数の疾患を抱えていることが多いため、糖尿病に関することだけでなく、被災生活の様子と関連させながら困りごとや症状を具体的に尋ねます。患者の訴えを待つだけではなく、周囲が観察し、こまやかな声かけを行うことが大切です。

災害時に最低限持ち出すべきものリスト
〜 いつも一ヶ所にまとめておこう〜
□ インスリン自己注射セット
(インスリン製剤、注射器、注射針、消毒用アルコール綿など)
□ 経口薬
□ 糖尿病連携手帳
□ 保険証(コピーでも可)
□ 血糖自己測定器
(センサー、穿刺器具、消毒用アルコール綿など)
□ お薬手帳
(薬局でもらう薬の説明書き、コピーでも可)
最新の処方内容を撮影・記録しておきましょう
緊急時のインスリンや経口血糖降下薬やブドウ糖の入手方法
〜 周囲に協力を求めよう〜
○ 避難所の救護所又は巡回で訪れる医療救護班に相談する。
○ 避難所近くの病院、薬局に、お薬手帳等を持参して相談する。
○ 上記の方法が無理なら避難所の管理担当者にお願いして保健所などに状況を伝えてもらう。
インスリン注射針は不用意に捨てないで!!
※避難時は印刷面内側の「避難時の食事・運動」もご参考ください。
4p
大災害でも生き残るために
〜これだけはやっておこう〜
●まずはじめに連携手帳の基本情報(4P-5P)を記入しましょう!
●次に、以下の情報も記入しましょう!
・現在インスリンを： 使用している ・ 使用していない
・使用中のインスリン名：
・注射器、針、ポンプ等の名称：
・保険証番号： ・血液型：
・緊急避難場所 ①：
・緊急避難場所 ②：
・地域の災害拠点病院 ①
電話番号：
・地域の災害拠点病院 ②
電話番号：
準備しておきましょう
1 インスリン、針、くすり
2 水、補食、ブドウ糖
3 糖尿病連携手帳、お薬手帳
■ 糖尿病連携手帳に折りたたんで収納してください。
緊急時や災害時に、どのように経口剤・インスリンを調整したらよいか、普段から主治医に相談してください!!
公益社団法人 日本糖尿病協会
Japan Association for Diabetes Education and Care (JADEC)
1p
災害時の心得
避難時の食事
避難所に届く食事は当初は炭水化物を多く含む食品ばかりです。
避難所の責任者に糖尿病であることを告げ、カロリー調整が必要で食べ物を残す場合もあることを伝えてください。
ポイント①：食事の目安量
よく配給される食事のカロリーは500kcalを目安に覚えておきましょう。
以下の組み合わせで約500kcalになります。
牛乳
おにぎり2個 400kcal
牛乳 120kcal
カップラーメン
緑茶
カップラーメン 400〜500kcal
お茶 0kcal
みかん 40kcal
ラーメンは血圧が上がりやすくなるので注意!
あんぱん 300kcal
バナナ 80kcal
オレンジジュース 100kcal
菓子パンは血糖が上がりやすいので気をつけましょう。
ポイント②：しばらくすると救援物資がたくさん届きます。
ついつい食べすぎになり、動かないのでだんだん太ってしまいます。
なるべく野菜やたんぱく質などバランスをとって食べるようにしましょう。
ゆっくり食べるようにこころがけ、食後はなるべく体を動かしましょう。
避難時の運動
糖尿病や高血圧、脂質異常症のある人は特にエコノミークラス症候群にご注意!!
避難所では、あまり動かずに活動量が低下する上に同じ姿勢でいることが多く、トイレ事情が良くないために水分摂取を控える人が多いことも影響して、エコノミークラス症候群の危険性が高まります。避難所でもこまめに体を動かし、エコノミークラス症候群を予防しましょう!!
❶ 足首の曲げ伸ばし
つま先を手前に向けたり、倒したりをゆっくり左右5回ずつくり返す。
❷ 膝の抱え込み
膝を両手で抱え込み、太ももの前面を胸に近づけるように膝を引く。
1回10秒ほどで左右3回ずつ。
❸ 全身を伸ばす
背伸びをするように5秒間手足を大きく伸ばし、脱力。3回くり返す。
腰痛・肩こりの改善には、以下のようなストレッチが効果的です。
出典：日本糖尿病協会HP より一部引用
● 腰痛改善「おへそのぞき腹筋」8〜10回程度くりかえしましょう。
仰向けに寝て、頭の後ろで手を組み、膝を軽く立てる(両膝は開かない)。
お腹の上に空の紙コップなど倒れやすいものを置く。
お腹の上に置いたものが倒れないように注意しながら、おへそをのぞき込むように頭を少し上げ、3秒止めてからおろす。

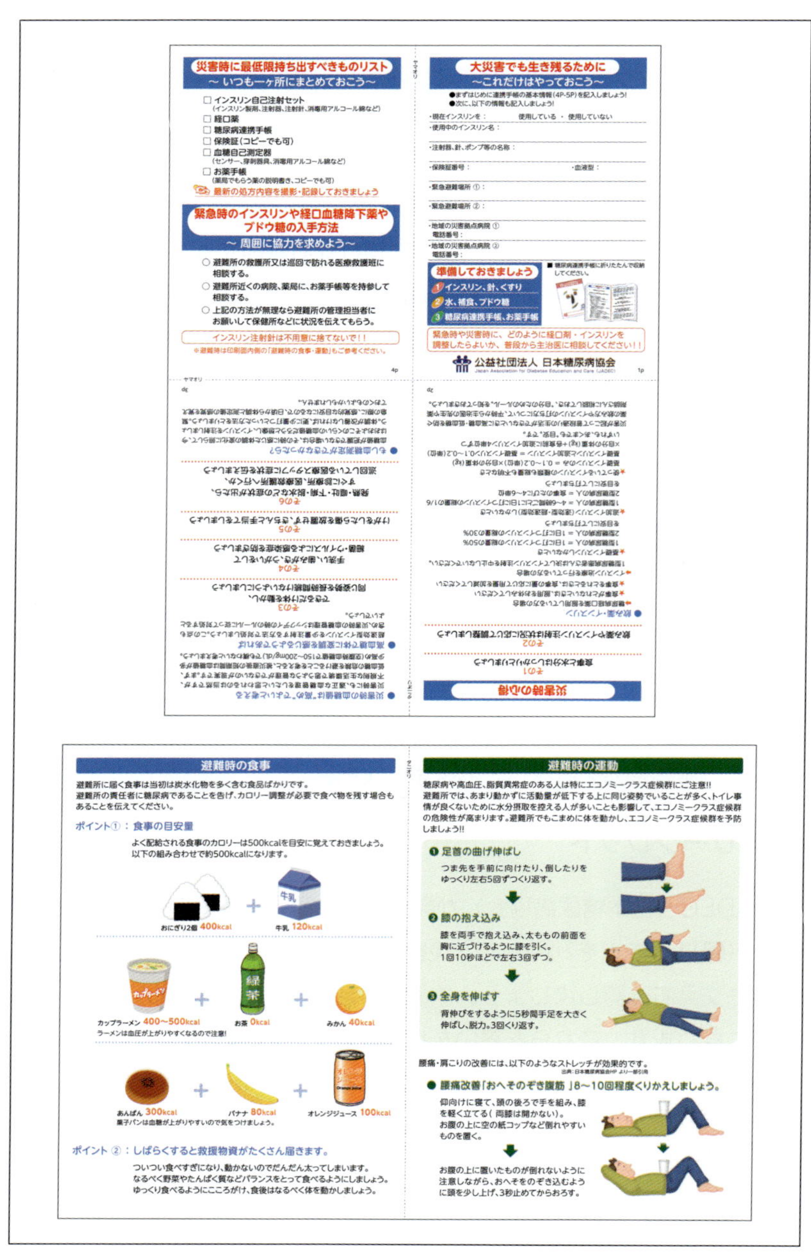

図 ● JADECの災害対策リーフレット（文献1より）

3) 感染対策と残薬チェック

可能な限り手洗いやマスクの使用、歯磨き、含嗽（がんそう）を心がけましょう。口腔内を清潔に保つことは、感染症予防に加えて誤嚥性肺炎予防にもなります。また、避難所では狭い居住空間となるため、布団や生活用品、治療薬が散乱しやすくなります。整理整頓や残薬チェックができるようにサポートしましょう。

4）フットケア

足の観察を行い、皮膚の乾燥・角化や外傷予防のために靴下を履くように促します。保湿クリームがあれば、塗りながら足を観察します。足の様子から健康管理に関わる生活情報が得られることもあるため、医療者は積極的に患者と一緒に足の観察を行いましょう。

5）交流をもつ

「転びやすく疲れやすいのだから、高齢者はむりをしてはいけない」という思い込みで活動範囲を狭めたり、活動の機会を減らさないようにしましょう。昼は寝具を折り畳むなどして横にならない時間を増やしたり、周囲との交流の場への参加を促しましょう。

平穏時から地域との関係を築いておく

災害時は環境が大きく変化するため、高齢者は適応できずに認知症が進行したり、体調を崩しやすくなったりします。大事に使っていたものや知った顔の人がそばにいるだけで、心身のストレスが軽減します。周囲が高齢者の様子の変化に気づいて医療者に連絡することで、早期対応につながることもあります。日ごろから地域の交流の場に参加し、声をかけ合うことに慣れておくことも、大切な災害の備えとなります。

引用・参考文献

1）JADEC．糖尿病連携手帳挟み込み型 防災リーフレット．（https://www.nittokyo.or.jp/uploads/files/disaster_leaf_note_2024.pdf，2024年12月閲覧）．
2）JADECホームページ．糖尿病とともに生きる人の災害への備え．（https://www.nittokyo.or.jp/modules/patient/index.php?content_id=32，2024年12月閲覧）．

15 高齢糖尿病患者の家族や介護者に気をつけてほしいことはある？

上伊那生協病院 療養病棟 糖尿病看護認定看護師 **岩垂とき葉** いわだれ・ときは

家族・介護者について確認する

高齢糖尿病患者は糖尿病による病状に加え、加齢に伴う老年症候群もきたしやすくなります。社会的支援が必要になることが多いため、家族や介護者に気をつけてほしいことを解説します。高齢糖尿病患者に限らず、患者に健康上の問題がある際には、①問題の状況確認（健康問題が悪化した原因の検索）、②家族・介護者の状況確認、③家族・介護者が患者を支援できるかどうかの確認・判断を行ったうえで、家族・介護者に具体的な支援の内容を伝えて支援をフォローします。

治療・管理上の問題状況の確認

高齢糖尿病患者の治療・管理上の問題として①服薬アドヒアランス、②食事療法、③低血糖、④認知機能の4点がおもにあげられます。これらを確認するうえで重要なのが、本人からの情報はもちろんのこと、家族や介護者から見た患者の状態に関する情報と支援の状況です。

1. 服薬アドヒアランス

1）服薬状況の確認

飲み忘れの有無や残薬を確認できるかどうか、毎日の服用がむずかしければ週1回服用は可能か、どんなタイミングで服薬できるかなど、患者自身の服薬状況について確認します。PTPシートや薬の袋に日付を記載したにもかかわらず、服用の日付が記載とずれている場合には見当識障害の可能性があります。日付どおりに服用できているかどうかを確認しましょう。日付の記載を調剤薬局にお願いする方法もあります。見当識障害がある場合には日付がわからなくなってしまうため、服薬カレンダーでの管理はむずかしいでしょう。

2）在宅患者訪問薬剤管理指導

在宅患者訪問薬剤管理指導は、遠方に住んでいるなどの理由で家族が服薬の確認や支援を行うことがむずかしい場合に、患者の自宅に薬剤師が訪問して薬剤指導・管理などの支援を行うものです。介護保険や医療保険など、患者の状態に応じて異なりますが、保険が活用できることについて伝えます。すでに在宅患者訪問薬剤管理指導を活用している場合には、利用している薬局はどこかを確認します。

3）シックデイ対応

シックディ時に薬剤を調整しなければならないことを知っているかどうかを確認しましょう。血糖降下薬やインスリン注射など、どの薬剤を中止するべきかについても確認します。薬の名前を言えない場合でも急な体調不良時に対応できるように、冷蔵庫などのよく目にする場所に、どの薬にどのように対応するべきか記載した紙を貼るようにします。また、薬剤の変更時には添付文書などに新しい情報が更新されているかどうかを確認しましょう。毎回確認する必要はありませんが、インフルエンザやノロウイルスなどの季節性の感染症が流行する前に確認しておくと、意識することができてよいと思います。

一包化はふだんは便利ですが、シックデイ時に血糖降下薬を抜いて服用するためには、薬に印字されている字が小さくて、高齢者には読みづらいことがあります。そのため、色で識別が可能なのか、あるいは血糖降下薬だけは別包にするのがよいかなど、患者や家族の支援状況によってこまかい対応が必要になります。

4）インスリン療法

インスリン療法では、1型糖尿病患者が高齢になり身体・認知機能が低下したことによって、今までと同じようには管理できなくなることがあります。また、2型糖尿病においても、経口血糖降下薬だけでは血糖管理がむずかしいことがあります。そのため、糖毒性解除のために強化インスリン療法を導入したり基礎インスリン分泌を補充したりして、経口血糖降下薬と併用することもあります。

安全かつ効果的にインスリン療法が行えるよう、支援する家族はどの時間帯であれば毎日同じ時間に支援できるのかを確認します。また、その時間帯はインスリン製剤の作用時間を考慮した際に患者にとって安全か、消毒や針のセット、単位の調節、適切な部位への皮下注、片づけなどの手技をどこまで患者自身で行えるか、そのうちのどの部分を家族に支援してほしいのかなどについても確認が必要です。医療者が支援してほしい内容と、家族が実際に支援できる内容をどちらも確認します。単位の調節を見ていてほしいが、同居家族も高齢で目が見えづらいといった場合もあります。単位の調節を家族が行い、注射は本人が行うという場合には、家族は単位の調節が実際にできるのか、本人の手先の動作に問題はないかなどを確認しましょう。

2. 食事療法

誰が食事をつくっているか、同居家族の生活パターンと関連して食事時間は変動するか、中食や外食などはどの程度活用しているかといった食事の状況を確認します。また、高齢者においては低栄養の兆候を確認することが重要です。慢性的な高血糖状態ではないのに体重が減少している、というときには注意が必要です。加齢による食事内容の変化や嚥下機能の低下による食事量の減少、食事をしていてむせる、飲み込みが遅いなどの状況にも注意しましょう。また、食事療法の考えかたや捉えかたを知ることも重要です。間食の有無や内容、時間帯、合併症の状況を踏まえて患者の病期に応じた食事療法を理解しているか、食事療法を実行してどう感じたか、困難を感じた点はあるかなどを確認しましょう。

3. 低血糖

低血糖の症状や低血糖時の対処方法など、低血糖についての知識を確認します。高齢糖尿病患者では典型的な症状が現れないことがあるため、低血糖の有無を確認する際には、いつもと異なった行動や活気がないことがないかなど、具体的な症状の例を伝えるようにしましょう。また、ふだんは本人が血糖測定をしている場合であっても、緊急時には家族が血糖測定をできるかどうかが重要です。

HbA1c が適正値でも、随時血糖値が高値である、食後高血糖が多い、隠れ低血糖が起こっているということはありえます。使用している薬によっては、作用時間や食事の間隔などから低血糖になりやすい時間帯がわかる場合があります。低血糖になりやすい時間帯での血糖測定が可能であればその時間帯について伝え、症状の有無や測定値を見てもらうことを検討します。

4. 認知機能

記憶障害や見当識障害、失行、季節にそぐわない格好、保清ができない、尿・便臭がするなど、家族だからこそ早期に気づける患者の変化が存在します。家族や介護者には、患者にこうした変化が起こっていないかを確認するようにしましょう。

社会資源の活用

前述した在宅患者訪問薬剤管理指導以外にも、家族が遠方に住んでいたり、介護者が高齢で支援がむずかしかったりする場合には、とくに社会資源の活用が望ましくなります。実際の申請手続きや医療ソーシャルワーカー（medical social worker；MSW）・ケアマネジャーとのやりとりをするのは家族・介護者が多いため、「患者の健康上の問題は何か」「どの部分で支援が必要なのか」といった具体的な内容を家族・介護者と共有しておく必要があります。

デイサービスやデイケアなどを利用する場合には、日中は事業所で過ごし、そこで食事をとることがあります。事業所で過ごす際には、食事は管理栄養士が栄養管理をしており、服薬についてもスタッフによって確実に投与することができます。事業所内の介護者には、ふだんから見ているからこそ気づけることを医療者に共有してほしいと伝えましょう。たとえば、食事の飲み込みが悪い、咀嚼ができていない、錠剤の飲み込みがむずかしい、粉砕禁止の薬剤を粉砕している、薬をご飯に混ぜて服用している、低血糖を疑う症状がある、認知機能の低下を疑う症状がある、などといった情報を報告してもらうようにします。

気になる点を事業所から本人あるいは家族に伝えてもらう際、口頭のみでの伝達では医療者に正確に伝わらない場合があるため、記入用の用紙やアンケートに記載してもらう方式や、チェックリストなどを用いて伝達してもらう方法が確実です。医療者が事業所に確認してほしい内容をチェックリストにして、家族経由で事業所に渡し、外来にもってきてもらうといった方法であれば、確実に情報を共有することができます。

家族・介護者の状況確認

1. 家族の支援状況を知る

家族形態としては配偶者との同居、あるいは子との同居が多いですが、高齢糖尿病患者では配偶者も高齢であり、「老老介護」となっていることも多いのが現状です。そのため、家族介入にあたっては、以下の点を確認しながら家族・介護者が患者を支援できるどうかの判断につなげていきます。

①同居の有無（同居か受診時のみの同行か、別居の場合の居住地など）
②同居していない場合の訪問の頻度（回数や時間帯など）
③患者をどの程度理解しているか（生活状況や原疾患、既往歴、使用している薬など）
④家族の健康状態、認知機能
⑤(家族が食事を準備している場合は）食事療法における困りごと
⑥療養上の困りごと
⑦家族・介護者が糖尿病をどう捉えているか（テレビで見たがくわしくはわからない、患者と一緒に糖尿病教室に参加しているなど）

①については、同居であれば日中などの不在時間についても確認する必要があります。また③について、同居していても病気のことは本人に任せていて既往歴すら知らないという場合もあるため、確認するようにしましょう。家族の状況がわかりにくい場合は、患者の1日のスケジュールを図にして、どの時間帯に介入が可能かを教えてもらうのも一つの手です。

2. 確認時の注意点

プライベートな質問になるため、患者や家族に「なぜそのようなことを聞くのか」という意図を伝えることも大切です。確認方法としては、直接聞く以外に、外来などでの時間の確保がむずかしい場合にはアンケート方式の記載用紙を準備し、待ち時間に記載してもらう、次回受診時に持参してもらうなどの方法があります。
アンケートに記載できないという場合には、介護者の認知機能やそのほかの部分に問題があるかもしれないと知るための一つの材料になります。指導方法として、直接話す時間を確保するのが困難な場合は、パンフレットやチェックリストを活用するなどして工夫することもできます。

具体的に支援内容を伝えてフォローする

患者のセルフケア能力によっては、家族・介護者に対して食事療法や薬物療法などの指導が行われます。その際に、家族を患者の支援者としてのみとらえて指導することがないよう注意が必要です。患者にかかわるときと同じように、家族のことも「生活や仕事がある一人の人間」として捉え、あくまでも患者を含む家族全体でどう健康の問題を解決していくか、を考えてもらえるように知識を提供することが大切です。
一般的に、誰もが家庭や社会において家事や子育て、就労、地域における役割などの仕事をもっています。糖尿病患者はそれらに加えて病気によるさまざまな管理・調整が必要になり、日々取り組んでいます。患者・家族は糖尿病管理の試行錯誤をしていくなかで管理への自信をつけていく場合もあれば、家庭や社会における仕事のバランスを崩すことで管理への不安や困難さを感じる場合もあります。家族の反応は家族それぞれがもつ力や環境によってさまざまであることが予測されます。医療者の役割は、その家族の反応に対して適切な支援をすることであり、その結果がどうであったかを確認することも求められます。

糖尿病管理の目的を意識すること

よく患者から「もう歳だから好きなものを食べて死にたい」と言われます。その気持ちはとてもわかりますが、患者の現状をよく理解したうえで検討してください。たとえば、周術期の糖尿病患者は術中・術後の合併症予防のためにも厳重な血糖管理が必要です。この先、一生我慢するのではなく、目的のために血糖管理が必要であり、そのためには好きなものを好きなだけは食べるのはむずかしいことなど、必要性をきちんと伝えることが大事です。終末期の血糖管理においても、「終末期だからかわいそう」と言って血糖測定もしないようにするのではなく、あくまでも患者自身がどうしたいのかを優先して考えましょう。糖尿病とともに生きてきて、最期まで血糖管理をしたいという要望があるのであれば、その思いに寄り添う覚悟も必要だと考えます。
「糖尿病＝血糖値」と思われがちですが、合併症の発症・進展予防のためには、血糖値だけでなく血圧や脂質の管理も必要です。糖尿病の管理目標はただ血糖値を下げることではなく、「健康な高齢者と変わらない生活の質（quality of life；QOL）の維持」であり、そのための一つの方法として血糖管理があります。そのことを患者だけでなく、家族や介護者にも伝えてほしいと思います。「糖尿病だから血糖値を下げる」のではなく「血糖値を下げることで、糖尿病の管理をすることで何をしたいか」が大切です。目の前の患者や家族・介護者がどうしたいのかを大切に、その思いに寄り添った支援ができるよう、患者は糖尿病管理の試行錯誤を、われわれは糖尿病ケアの試行錯誤を重ねていけたらよいですね。

引用・参考文献

1） 日本終末期ケア協会公式テキスト編集部編．“慢性期における家族支援”．家族ケア専門士公式テキスト．兵庫，アステッキホールディングス，2024，164-71.

memo

第3章

症例でわかる
高齢糖尿病患者へのアプローチ

食べられないと訴え、体重減少が著しい高血糖患者

加藤内科クリニック 管理栄養士 **加藤則子** かとう・のりこ
加藤内科クリニック 院長 **加藤光敏** かとう・みつとし

症 例

A さん、80 歳代男性。初診は 60 歳のとき、胸部不快感を訴えて受診した。妻と 2 人暮らしで子どもはいない。50 歳代で 2 型糖尿病を発症し、数年後に経口薬での治療を開始した。高コレステロール血症、不整脈、不眠症、便秘症がある。既往歴は大腸ポリープ、食道異形成上皮、神経因性膀胱、前立腺肥大。身体所見は身長 180.4cm、体重 62.2kg、BMI 19.1kg/m^2、検査所見は HbA1c 6.7%。薬剤は、前医より 1 日につきピオグリタゾン塩酸塩 15mg、グリベンクラミド 5mg（転院後 1.25mg に減量）、アトルバスタチンカルシウム水和物 5mg、アスピリン 81mg、整腸薬が処方されていた。

A さんの身体状況

A さんは、前医では訴えに対して同じ処方しかされないことを不満に思っていたと話しました。症状は上腹部にふるえとぐるぐるする感覚があり、夜間頻尿もあるため眠れないとのことでした。大学病院を受診しましたが検査ではとくに異常はなく、不整脈によるものであると診断されていました。耳鳴りがあったため耳鼻科も受診したと話しましたが、こちらは気にならない程度とのことでした。頭痛の訴えもあり、緊張型頭痛であると診断されました。

合併症の状況は、腱反射消失と振動覚検査で右 5 秒、左 4 秒の結果から、糖尿病性神経障害を認めました。また、糖尿病網膜症は両眼に増殖前網膜症があり、糖尿病性腎症は第 1 期でした。

65 歳で定年退職し、受診開始後に週 2〜3 回のアルバイトをはじめましたが、のちに退職しました。アルバイト勤務中も次第に血糖管理が悪化し、1 日 1 回の持効型溶解インスリン製剤にて治療を開始しましたが、さらに体重減少がありました。このころ、食道裂孔ヘルニアと下行結腸壁肥厚、変形性腰椎症を指摘されました。

食事・運動・服薬の状況

Aさんはもともと1日2食の食生活でした。喫煙歴は20年以上で、1日40～60本を吸っています。また、毎日焼酎を3杯飲んでおり、菓子パンなどの甘いものが好きです。

受診後、一時的に体重が67.0kgになり、BMI 20.6kg/m^{2}まで増加したため、ウォーキングを開始しました。毎日1時間程度実行していましたが、転居を機に妻が外出しなくなり、Aさん自身も散歩などの運動をしなくなりました。その結果、疲労感の訴えが増えて体重が減少しました。

血糖管理の悪化に伴い一時的にSGLT2阻害薬（フォシーガ®）を併用しましたが、ほかの医療機関で「やせ薬だった」と言われたことで、フォシーガ®の処方の影響で体重が減りつづけていると思い込み、「その薬のせいでやせた」と訴えるようになりました。内視鏡検査は拒否し続けており、体重減少が続きました。

その後、体重44.8kg、BMI 13.8kg/m^{2}にまで減少し、当院の階段を上れなくなって転院となりました。

Aさんの食生活

Aさんは過食ではありませんが、摂取する食材数が少ないことが特徴的でした。すしにしょうゆをかけて食べるなど、妻とともに濃い味つけを好んで食べており、残歯が少なく咀嚼困難なため硬いものは避けがちでした。当院では野菜の摂取をすすめており、温野菜やゆで野菜を食べる努力もしていましたがあまり食べられるようにならず、代わりに青汁や野菜ジュースを飲んでいたこともありました。

Aさんからは「飲み込めない」「食べものが喉をとおらない」という訴えが続くようになり、食事は毎食卵かけご飯だけになっていきました。栄養補助食品をすすめても購入せず、エンシュア・リキッド®を紹介して処方しましたが、これも続きませんでした。当時、Aさんは経済的にゆとりがなかったのかもしれません。

「じつはAさんは妻のすすめで、食事の代わりにスポーツドリンクを飲んでいた」と教えてくれたのは、最後の来院につきそっていたAさんの妹の夫でした。妻はもともと朝起きるのが遅いため朝食をつくらず、Aさんは週2～3回の仕事がある日だけ朝食をとっていました。ただし、食べても菓子パンと牛乳のみで、70歳代のころの食事調査によると、夕食も菓子パンですませることがありました。近年は妻が買いものに行けないため、食事の用意もできていないようでした。

a. 対象

男性

年代	人数（人）	平均年齢（歳）	平均身長（cm）	平均体重（kg）	平均BMI（kg/m²）
90歳代	56	91.2	154.3	58.5	24.6
80歳代	922	82.9	161.2	60.5	23.3
70歳代	2983	74.2	165.0	65.6	24.1
60歳代	3097	64.7	167.5	70.5	25.1

女性

年代	人数（人）	平均年齢（歳）	平均身長（cm）	平均体重（kg）	平均BMI（kg/m²）
90歳以上	87	91.8	146.7	46.4	21.7
80歳代	1214	83.0	149.9	52.0	23.1
70歳代	2490	74.6	151.7	54.5	23.7
60歳代	1757	64.9	154.6	57.9	24.2

b. 性別年代別 BMI

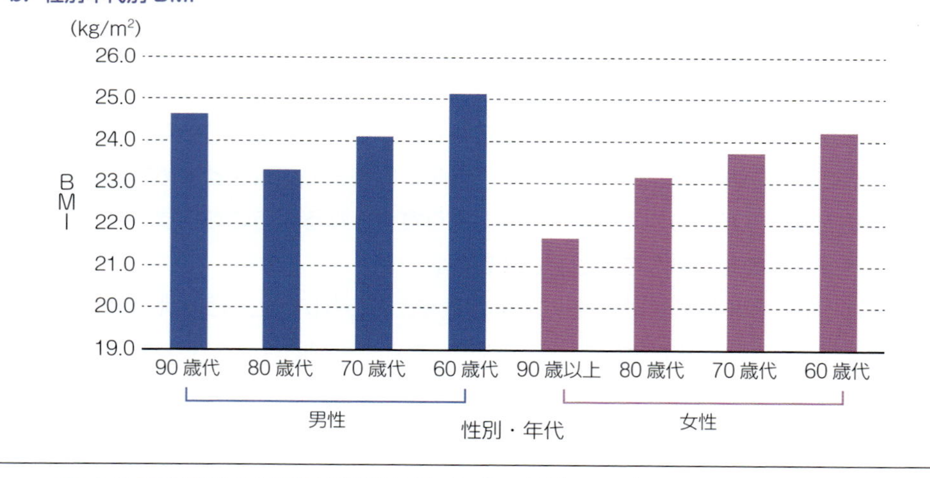

図1● 高齢患者の食事調査栄養分析（年代・性別・BMI）（加藤内科クリニック調査）

2012年11月～2024年9月調査。患者より調査結果の集計・分析に合意を得ている。a：栄養分析した対象の高齢男性は60歳代が多く、女性は70歳代が多い。b：BMIは男女とも60歳代が多い。女性は高齢になると体重減少しているが、男性の90歳代は人数が少ないがBMIが多い。

インスリン療法の状況

高血糖に対してのインスリン療法を始めましたが、「痛いから」と言って血糖自己測定（self-monitoring of blood glucose；SMBG）は行いませんでした。フラッシュグルコースモニタリング（flash glucose monitoring；FGM）をすすめ、導入したことにより

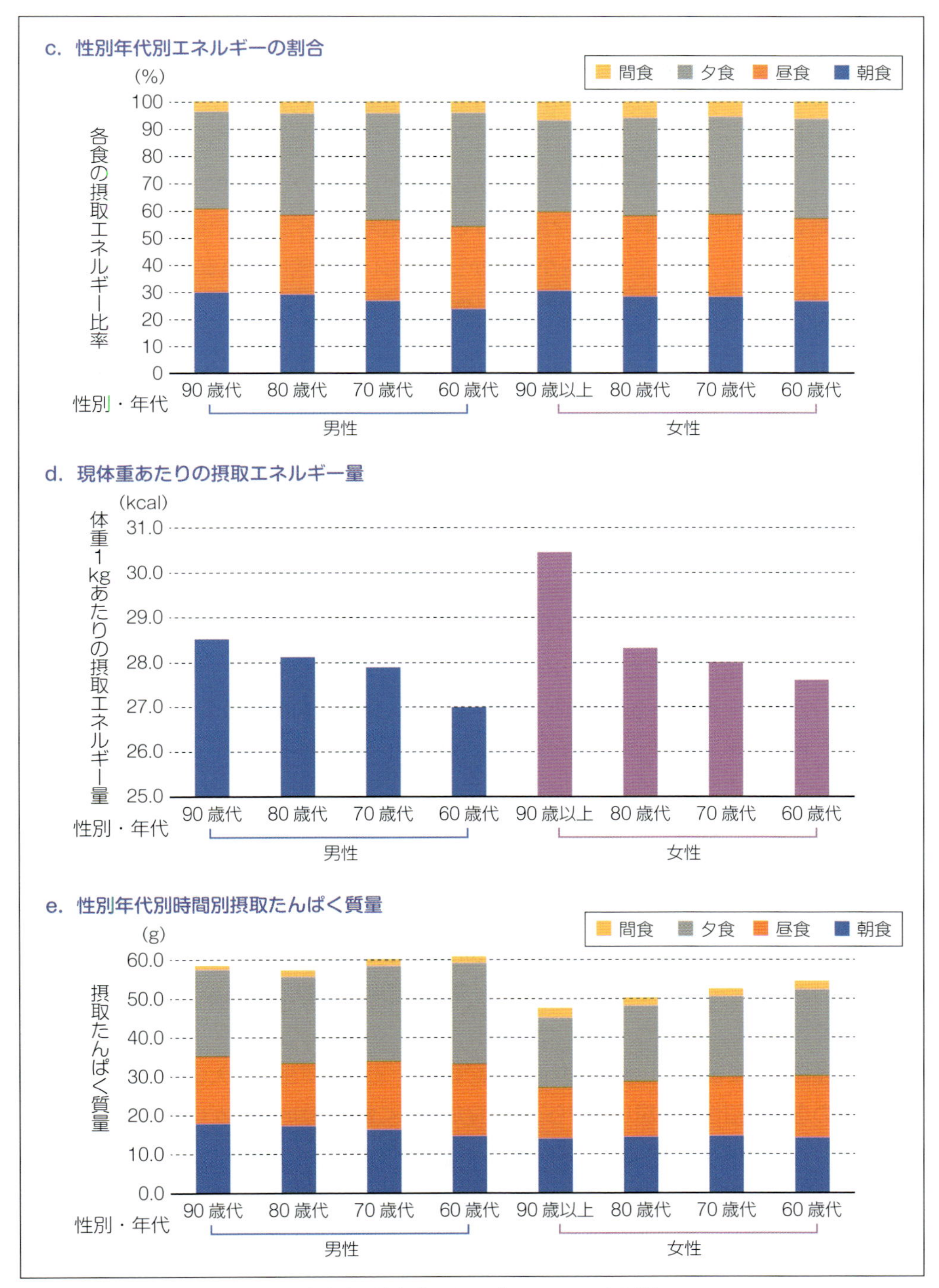

図 2 ● 高齢患者の食事調査栄養分析（エネルギー・たんぱく質）（加藤内科クリニック調査）

c：男女とも60歳代は朝食のエネルギー量が少なめで、夕食は多い。女性のほうが間食のエネルギーが多め。d：現体重あたりの摂取エネルギー量は90歳代女性が多い。60歳代男性の摂取エネルギー量が少ないのは血糖値を改善させるため、または体重を減らすためだと考えられる。e：高齢者は1食あたり20gのたんぱく質をとりましょうと指導しているが、朝・昼食のたんぱく質は少なく、夕食が多い。

血糖管理は一時改善しましたが、その後だんだん高血糖と低血糖の振れ幅が大きくなりました。低血糖は食事時間が遅れたり、すこし外出するだけでも起こるようでした。低血糖対策にブドウ糖やグルコレスキューを利用するようすすめましたが、次第に低血糖への対応はおろそかになっていたようでした。

A さんは、FGM の数値をしっかり見ているにもかかわらず、高血糖の持続が多くなっていました。HbA1c が上昇したことによって薬の処方量やインスリン量の指示が多くなっていました。A さんは「お腹が空かないから食べない」と言い、食事時間が一定でなかったため、血糖管理が悪化した面がありました。

当院の高齢患者の食事調査結果

当院での高齢患者の食事調査栄養分析の結果の一部を紹介しています（**図 1**、**2**）。

高齢になると男性は体重が減少する人が多く、一度やせになると回復しづらい傾向にあります。また、前期高齢者では朝食のエネルギー量が少ない傾向があります。ただ、遠方から来院しており、後期高齢期まで長いあいだ通院し続けている糖尿病患者は、3 食とも同じぐらいしっかり食べているという特徴があります。また、高齢女性では現体重あたりのエネルギー摂取量が多くなっていますが、男女ともに高齢になってもしっかりと食べている人は長期通院できていると考えられます。また、後期高齢期の男性では 3 食しっかりとたんぱく質を摂取できているという結果になりました。

高齢患者とのかかわりのコツ

われわれ医療者は、つきそいが必要になった高齢糖尿病患者が一人で通院できていたころから知っています。そして、その人がだんだんできなくなっていく過程も、楽しい趣味をもっていたころも知っています。そのことを心に留め、リスペクトを忘れずに接していたいと考えます。

高齢患者の食事において、大切なのは「食べたい」という気持ちを大切にすることです。本人の食の志向や習慣を尊重しながら、「毎食たんぱく質のおかずを食べましょう」と声かけをしたり、「運動をしていますか？」などと確認するようにしましょう。高齢者は、食欲がなくなると何に対しても意欲が落ちると思っています。患者との会話は「楽しかったです。お元気で、またお話しましょうね」と締めくくるように心がけています。

コラム 高齢者ケアの視点

高齢患者とのかかわりで大切にしていること

患者が何を望んでいるかについて、ゆっくり順序立てて話を聴くことを大切にしています。患者の家族がいれば、毎回ではなくても何度か患者と一緒に来院してもらい、患者の状況を確かめます。また、高血糖の是正にのみ注目しないことも大切です。患者の生活パターンや服薬状況、注射薬の使用状況についてくり返し話を聴くようにしています。高齢になると低血糖が起こることへの恐怖感が強くなり、とくにインスリン注射では、単位量やそもそも打つこと自体を控えてしまって高血糖になるという症例もあります。何度も同じことを聴くことに対して躊躇せず、くり返し確かめることが重要です。「何時にどんなものを食べているか」「余っている薬はあるか」など、くり返し確認することをすすめます。

また、患者の思い込みや変化に注意することも大切です。高齢糖尿病患者は急激に認知症が進行することがあります。来院日を忘れる、「薬が足りなかった」と言うなどの行動が見られた場合、注意するようにしましょう。

女性の高齢糖尿病患者では、よく食べる人のほうが高血糖であっても外来通院が続いている傾向があります。いつも笑顔で、友達と食事に行ったりおしゃれを楽しんだりしていることが大事なようです。また、一人暮らしの男性では気合が大切だと感じています。高齢であっても、株取引や仕事を続けている人のほうが元気な傾向があります。ウォーキングマシンで走る、落語を楽しむ、図書館で読書をする、ジムやプールに通うなど、積極的に活動していることが大切なようです。

もし患者の認知症が進行してきた場合には、早めに介護保険の申請をすることをすすめます。通所リハビリテーションの利用ができると食事が安定するため、積極的に利用をすすめましょう。また、「運動ができない」という訴えがある場合には、整形外科での診断をすすめます。通所リハビリテーションを利用することで、日々の生活リズムが整うようになります。

入院中にポリファーマシーと低栄養の解消を目指した例

大阪府済生会中津病院 糖尿病内分泌内科 部長 **新谷光世** しんたに・みつよ

症 例

Bさん、70歳代男性。身長167.0cm、体重54.0kg、BMI 19.4kg/m^2、体脂肪率9.7%、SMI 6.8kg/m^2。40歳代で2型糖尿病を指摘され、経口薬にて治療を開始した。2年前、前立腺がんの手術を行い、そのあと尿失禁が出現していた。1か月前に肺がんのため右肺切除術を実施した。肺がんでの入院時は食事を全量摂取できていたが、退院後に食思不振となった。栄養剤なども利用していたが、HbA1c 8.5%と血糖値が悪化したため入院となった。体重減少があり会話もあまりなく、暗い表情であった。かかりつけ医ではチルゼパチド5mg、グリメピリド2mg、ピオグリタゾン塩酸塩30mg、ボグリボース0.9mg、メトホルミン塩酸塩1,500mg、イメグリミン塩酸塩2,000mgが処方されていた。

治療経過

ポリファーマシーであったため一時的にインスリン頻回注射療法に変更し、チルゼパチド（マンジャロ®）を含めた経口薬を中止しました。肺がんで入院中に食思不振の原因精査のため内視鏡検査を実施したところ、十二指腸潰瘍瘢痕が見つかり、ボノプラザンフマル酸塩が開始となりました。その後食欲は改善し、最終的には1,800kcal/日程度摂取できるようになりました。

空腹時血糖値136mg/dL、血中Cペプチド（c-peptide immunoreactivity；CPR）0.3ng/mL、グルカゴン負荷後血中CPR 0.4ng/mLとインスリン分泌の低下を認めたため、インスリン療法の必要性を説明し、自己注射の導入を行いました。パンフレットを見ながら時間をかけてすこしずつ指導したことでインスリン注射手技を習得でき、同様に同居家族にも指導を行いました。また、基礎インスリン製剤のみでは血糖管理が困難であったためイメグリミン塩酸塩を再開し、それでも不十分であったためGLP-1受容体作動薬も併用しました。Bさんの入院前の食欲低下は消化性潰瘍の影響もあったかもしれませんが、入院前6か月間で約20kgの体重減少があり、チルゼパチドによる作用である可能性が考えられたため、デュラグルチドに変更しました。チルゼパチドの注射手技が確立していたため、デュラグルチドの自己注射は容易にできました。かかりつけ医に逆紹介するために持続血糖モニター（continuous glucose monitoring；CGM）は導入せず、血糖自己測定（self-monitoring of blood glucose；SMBG）を指導しました。

最終的にはインスリンデグルデクとインスリンアスパルトの配合溶解インスリン製剤を朝8単位、デュラグルチド0.75mgを週1回、イメグリミン塩酸塩を2,000mg/日の処方で退院となりました。Bさんには処方薬が減ったことを喜んでもらえました。糖尿病教室にも積極的に参加するようになり、会話も増えて元気に退院しました。

高齢糖尿病患者の特徴

高齢者ではインスリン分泌の低下や内臓脂肪の増加、筋肉量の減少、身体活動量の低下に起因するインスリン抵抗性の増大などが認められます。耐糖能が低下して食後の高血糖をきたしやすいですが、口渇、多飲、多尿などの高血糖の自覚症状が乏しいため、著しい高血糖状態であっても見過ごされてしまう可能性があります。高齢2型糖尿病患者は感染症や脳血管障害などの疾患を発症しやすく、高血糖による口渇症状が軽微で十分な水分摂取ができないことから、高浸透圧高血糖状態もきたしやすいです。

一方で、高齢糖尿病患者は低血糖も起こしやすく、若年者と比べて発汗や動悸、手のふるえなどの低血糖症状を感じにくいため重症低血糖をきたしやすくなります。重症低血糖は認知症や心血管疾患の発症、死亡のリスク因子であり、生活の質（quality of life；QOL）の低下や転倒・骨折の誘因となることが報告されています。Bさんでも、インスリン分泌の低下やサルコペニア、250～300mg/dLの食後高血糖がありました。

高齢者のインスリン自己注射導入

1. Bさんへのインスリン導入

Bさんははじめはインスリン注射を拒否しており、手技の習得がむずかしかったため家族も難色を示していました。多剤を併用しても血糖値が改善していないこと、インスリン分泌の低下があるためインスリン注射が必要であること、インスリン注射を打ち必要な量の食事をしっかりとって筋肉や体力が落ちないようにすることが重要であることを説明し、すこしずつ根気よく指導しました。

ボノプラザンフマル酸塩の開始と、チルゼパチドを中止することによって食欲が改善しました。インスリン製剤を使用することで多かった処方薬を減らすことができ、必要量の食事を食べても血糖上昇を抑えることができたため、本人の満足感が得られました。入院中は手技習得と糖毒性解除のために頻回注射療法を開始しましたが、最終的には基礎インスリン製剤1日1回の注射で退院となりました。退院時には家族にも手技を指導しました。SMBGも導入して家族にも指導し、退院後の低血糖やシックデイ時の対策も説明しました。

2. 高齢者のインスリン導入の注意点

高齢者のインスリン導入では低血糖を回避すること、注射回数や使用製剤数を最小限にすること、家族・介護者の見守りが可能な時間帯に注射のタイミングを設定することなど、なるべく簡便で安全な治療が望まれます。一般的に基礎インスリン製剤と経口血糖降下薬を併用する場合が多いですが、Bさんは基礎インスリン製剤とGLP-1受容体作動薬を併用していました。高齢者では食後高血糖になりやすく、Bさんも朝食後の高血糖が著明で昼前まで血糖値が高い状態が続いていたため、超速効型インスリン製剤と持効型溶解インスリン製剤の配合製剤を朝に使用することになりました。

Bさんは認知機能の低下もなく、日常生活動作（activities of daily living；ADL）が自立していたため自己注射を習得できましたが、自己注射ができない場合は家族や介護者に注射を依頼する場合があります。高齢者では、治療方針を決定するにあたってADLや認知機能に加えて生活環境や介護者の負担などの患者背景も考慮することが重要です。今回は導入しませんでしたが、CGMは指先穿刺をすることなくグルコース値を見ることができ、SMBGに比べて低血糖リスクが軽減したり[1]、高齢者1型糖尿病では血糖管理が改善したりするとの報告もあり[2]、高齢者にも有用であると考えられます。

3. 併用する薬剤の検討

インスリン製剤と併用する糖尿病治療薬の選択についても、個々の状況に応じて安全性に配慮した選択をすることが大切です。GLP-1受容体作動薬は低血糖を起こしにくく血糖管理も改善できる有用な薬剤で、基礎インスリン製剤と併用されることがあります。基礎インスリン製剤とGLP-1受容体作動薬の配合注もあります。しかし、高齢糖尿病患者ではGLP-1受容体作動薬が食思不振や低栄養などの原因になりうるため、注意が必要です。やせ型の高齢者では、食欲低下作用の少ないGLP-1受容体作動薬を選択するようにします。用量調整のできる製剤においては少量から開始して、副作用などを確認しながら時間をかけてすこしずつ増量していくほうがよいでしょう。

また、Bさんは前立腺がんの術後に尿失禁があったため尿路感染症のリスクが高いこと、サルコペニアがあること、動脈硬化疾患や心不全はなく、糖尿病性腎症は第1期で推算糸球体濾過量（estimated glomerular filtration rate；eGFR）の低下がなかったことから、SGLT2阻害薬はベネフィットよりリスクが大きいと考えて中止しました。

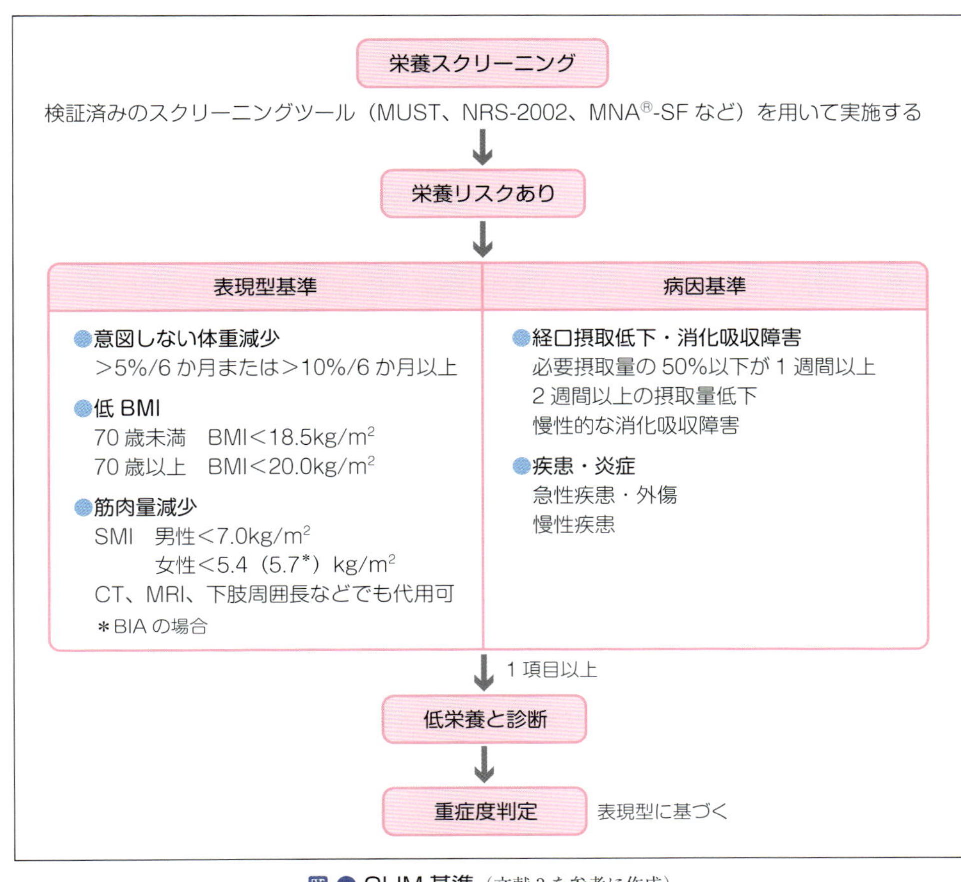

図●GLIM 基準（文献 3 を参考に作成）

高齢糖尿病患者の低栄養

1. B さんの低栄養への対応

入院前の 6 か月間で約 20kg の体重減少があり、2 週間以上食事摂取量の低下が継続していたため、GLIM（global leadership initiative on malnutrition）基準（図）[3] によって低栄養と評価されました。また、骨格筋量指数（skeletal muscle index；SMI）が 6.8kg/m^2 であり、サルコペニアの状態でした。リフィーディング症候群のリスクも考慮し、食事は少量から開始して電解質に気をつけながら徐々に量を増やしていきました。目標体重は BMI 22〜25kg/m^2 とすると 61〜70kg になりますが、まずは現体重の 54.0kg を基準とし、身体活動レベルをふつうの労作として 1,600kcal を目標にしました。入院後に食欲が改善したため、最終的に 1,800kcal で退院となりました。間食の希望があったため、「血糖値が上がりにくい糖質 10〜20g 程度の補食を、昼食と夕食のあいだにたまにとるのはどうか」と提案しました。サルコペニアのため肉や魚、大豆などのたんぱく質も3食で均等にしっかり摂取するように説明しました。

2. 低栄養のおもな原因

厚生労働省が発表した「令和4年国民健康・栄養調査結果の概要」[4]によると、65歳以上の低栄養傾向の人（BMI ≦ 20kg/m²）は男性で12.9%、女性で22.0%となっています。また、85歳以上や要介護高齢者、入院中の高齢者においては、低栄養がさらに多くみられるといわれています。

高齢者の低栄養の原因としては、身体的側面や社会的側面、精神・心理的側面などが考えられます。身体的側面としては、身体機能の衰えにより買いものや調理が困難になり、加工食品の利用が増えたり、食事回数が減ったりすることがあげられます。また、味覚の低下や義歯などの口腔機能の問題、下痢や便秘などの消化吸収機能の低下なども原因となります。社会的側面としては、独居や経済的問題、近くに生鮮食品店がないことなどがあげられます。精神・心理的側面としては、配偶者やペットとの死別、身体機能低下の喪失感によるストレスなどが考えられます。

今回の症例のように、高齢者ではほかの疾患の治療のために鎮痛薬を服用している場合があります。その場合、消化性潰瘍があっても痛みを感じず、食欲低下が起こるのみで気がつかないこともあるため注意が必要です。

コラム 高齢者ケアの視点

高齢者が安全にインスリン製剤を使いつづけるために

高齢者へのインスリン導入時にはいくつか気をつけるべきポイントがあります。たとえば、視力・握力低下への対策には拡大鏡や補助具が使用できます。また、同じ場所ばかりに注射していると皮下硬結ができてインスリンが効きにくくなるため、ときどきチェックすることが重要です。打ち忘れも気をつけるべきポイントの一つですが、スマートインスリンペンを使用すると過去の履歴が確認できるため、打ち忘れのチェックに有用です。

高齢者では、夜間や睡眠時も含めて気づかないうちに低血糖を起こしている場合があるため、CGMやプロフェッショナルCGMを導入して確認することが重要です。リアルタイムCGMでは、アラームを活用することで早めに低血糖に気づくことができるため、重症化防止に役立つこともあります。

引用・参考文献

1） Munshi, MN. Continuous Glucose Monitoring Use in Older Adults for Optimal Diabetes Management. Diabetes Technol. Ther. 25（S3）, 2023, S56-S64.
2） Pratley, RE. et al. Effect of Continuous Glucose Monitoring on Hypoglycemia in Older Adults With Type 1 Diabetes : A Randomized Clinical Trial. JAMA. 323（23）, 2020, 2397-406.
3） Cederholm, T. et al. GLIM criteria for the diagnosis of malnutrition : A consensus report from the global clinical nutrition community. Clin. Nutr. 38（1）, 2019, 1-9.
4） 厚生労働省. 令和4年国民健康・栄養調査結果の概要.（https://www.mhlw.go.jp/content/10900000/001296359.pdf, 2024年12月閲覧）.

特別養護老人施設での高齢糖尿病患者の減薬：多職種の取り組み

社会福祉法人愛信芳主会 理事長／社会福祉士 精神保健福祉士 塚本恵里香 つかもと・えりか

症 例

Cさん、90歳代女性。X年1月に左大腿骨頸基部骨折で骨折観血的手術を受けたあと、リハビリテーションを経て、X年5月に当法人の特別養護老人施設（ユニット型・完全個室）に入所した。入所時のCさんの介護度は要介護4、認知症高齢者の日常生活自立度はⅢbで、身長151.0cm、体重47.5kg、BMI 20.8kg/m^2だった。入所時より車いすを使用しており、既往歴はX－46年に縦隔腫瘍摘出、X－4年に前額部裂傷、X年に左大腿骨頸基部骨折がある。現病歴としては糖尿病（非インスリン療法）、高血圧症、アルツハイマー型認知症が確認されている。

特別養護老人施設での糖尿病ケア

高齢者福祉施設における最大の目標は病状の安定や延命だけではなく、家族の意向も踏まえた本人らしい生活の維持です。特別養護老人施設（以下、特養）における高齢者の糖尿病管理では、生活習慣病そのものの治療と並び、多疾患併存や認知機能の低下に対応したケアが重要です。とくに高齢者では、慢性疾患治療のためのポリファーマシーが身体機能や生活の質（quality of life；QOL）に及ぼす影響についての配慮が必要です。

本稿では、90歳代女性の糖尿病をもつ高齢者を対象とし、特養にて多職種連携を通じて実践した服薬と減薬の取り組み、ならびにその効果に関する症例の概要を紹介します。

特養入所までの経緯

1．病院の医師の診断と処方薬

病院の医師からの情報提供によると、Cさんは X年1月に転倒したことにより、左大腿骨頸基部骨折を受傷しました。同日に手術目的で入院し、術後は翌日から全荷重許可のうえリハビリテーションを開始しました。高齢かつ認知症があるため自宅復帰は困難と判断され、特養への入所が決定しました。同時に、糖尿病治療薬としてピオグリタゾン塩酸塩15mg（1回1錠）、リナグリプチン5mg（1回1錠）を1日1回朝食後、高血圧治療薬としてアムロジピンベシル酸塩2.5mg（1回1錠）、アトルバスタチンカルシウム水和物5mg（1回1錠）を1日1回朝食後、アルツハイマー型認知症の治療薬としてメマンチン塩酸塩5mg（1回1錠）、トラゾドン塩酸塩25mg（1回1錠）を1日1回就寝前、リバスチグミン貼付薬（1回1枚）を1日1回、リスペリドン0.5mg（1回1.5錠）を1日2回朝・夕食後、便秘症の治療薬としてセンノシド12mg（1回2錠）を1日1回夕食後にて処方されました。

2. 退院時看護サマリーの記録

術後、Cさんには傾眠傾向や覚醒のむらがありました。食事摂取量にむらがあることから栄養状態の低下が懸念されたため、一時的に点滴補液や疼痛管理に注力し、X年2月からリハビリテーション病棟に転床しました。退院にあたり、看護上の問題点としては以下の点が共有されました。

①疼痛による安楽の変調、日常生活動作（activities of daily living；ADL）低下のおそれがある。
②自力で体位変換ができないため、褥瘡ができるリスクがある。
③認知機能の低下に伴う転倒、転落のおそれがある。
④血糖管理を行っているため、低血糖・高血糖が起こりやすい。
⑤術後合併症を起こすおそれがある。
⑥退院に向けて支援を行う必要がある。
⑦食欲不振に関連した食事摂取不足により、栄養状態が低下する可能性がある。

3. 退院時リハビリテーション報告書の記録

X年2月から退院時まで、股関節周囲筋の強化と基本動作の回復を目指して、リハビリテーション介入が行われました。初期には股関節屈曲や荷重時に痛みが出るといった場面がありましたが、退院時には痛みの訴えはなく、禁忌肢位はありませんでした。覚醒や調子にむらがあるため、その日の状態に合わせて軽～中等度の介助が必要で、起き上がりには全介助が必要でした。危険行動や血圧の低下はなく、車いすで3時間連続座位を保つことに対する耐久性もありました。長時間の離床や入浴のあとなどは疲労によって閉眼してしまうこともあるため、食事前には長時間の離床は避けて、一度臥床するなどの対応が必要とのことでした。

4. 退院時作業療法報告書の記録

X年2月から退院時まで、CさんのADL維持を目標に介入が行われました。食事介助を含め、食堂や全介助での入浴（週２回の機械浴）などの動作をサポートしました。認知機能の低下に伴い、異食行為がありました。日中は食事とリハビリテーション以外の時間は臥床傾向にあり、耐久性の向上を図るためにリハビリテーション終了後は机上課題を提供して離床するよう促しましたが、受け入れは悪かったとのことでした。アクティビティについては、集団で行う歌や体操、かんたんなゲームなど、体を動かす活動については受け入れがよく、手先を使用するぬりえなどの受け入れはよくありませんでした。覚醒が悪い日には介助が必要で、座位耐久性は約３時間でした。

5．退院時栄養情報提供書の記録

食事は粗刻み食で全粥を主食とし、必要栄養量は 1,200kcal/ 日（たんぱく質 50g、脂質 30g、糖質 180g、水分 1,600mL、食塩 7g）と指示されていました。しかし、食事の摂取量にはむらがあり、食欲不振時には食事介助が必要でした。水分摂取量も不足する傾向が見られたため、食事以外の水分補給が必要とのことでした。

特養入所時のケアの検討と経過

病院からの情報提供に基づき、特養に所属する多職種で C さんの入所後ケア検討会議を行いました。その結果、介護支援専門員は**表**の４点に配慮したケア計画を策定し、定期的に評価することにしました。

C さんの特養における糖尿病のケアと管理については、施設の医師と看護師、理学療法士、介護士、管理栄養士などの多職種によって具体的に検討され、そのうえで行われました。経過に沿って３つの時期に分けて解説します。

糖尿病管理と QOL 向上に向けたケア（X 年５月～X ＋１年１月）

1．施設の医師の診断と処方薬

病院からの情報提供を受け、施設の医師からはこれまでと同様の服薬管理を行い血糖値

表● C さんの入所後のケア計画の要点

- 糖尿病、高血圧、アルツハイマー型認知症の服薬管理と左大腿骨手術後の傷病管理
- ADL の維持・改善と褥瘡予防への取り組み
- 季節行事やアクティビティへの積極的な参加促進
- 必要栄養量と水分の摂取確保への支援

の安定化を図るとともに、食事摂取量と日常生活活動量を管理しながら、骨折後の回復状況に応じてADLの維持を目指したケアを検討するよう指示がありました。

2. 理学療法士による評価

理学療法士は、退院時リハビリテーション報告書の提供を受け、Cさんの機能評価を実施しました。両下肢・骨盤周囲筋は廃用による筋力低下が認められたことから、立ち上がりは前方から両手を支える中程度の介助、立位は両手を支えることで左右の重心移動が可能と評価しました。車いす移乗の一部介助やトイレでの立ち上がりの一部介助、チェア浴での入浴など、特養内での生活動作を維持することによってADLの低下を予防するとともに、座位耐久性の向上を目標としたケア計画の策定・実施提案を行いました。

3. 看護師と介護職員の対応

看護師と介護職員は、施設の医師の診断および理学療法士による機能評価をもとに、Cさんの活動量を適切に保つことに注力しました。ADLの維持・改善のため、特養内の居室や共同生活室、トイレ、浴室などの環境に合わせて、車いすの移乗やトイレ誘導、入浴介助、褥瘡予防の計画を作成して記録し、統一した看護・介護の提供を図りました。また、血糖管理中の低血糖や高血糖の症状を視野に入れた見守りを行いながら、Cさんにアクティビティへの参加を促したところ、昭和歌謡などは受け入れがよく、楽しそうに参加していました。また、教員をしていた経験からか、近くを通るスタッフやほかの利用者をよく観察している様子がうかがわれ、スタッフを教え子としていきいきと指導する言動もみられました。食事介助時には、食前に口腔体操を行って嚥下機能の維持を図りました。食事摂取量は3～10割程度でむらがあるため、管理栄養士と連携してCさんの嗜好と食事傾向について観察し、検討しました。

4. 管理栄養士の対応

粗刻み食で全粥を主食とし、必要栄養量1,200kcal/日ぶんの食事を提供しました。Cさんの好きな汁ものやのどごしのよいものを考慮しつつ食事提供を継続しました。家族からは「高齢なので、糖尿病のことは気にせずに好きなものを食べてほしい」という要望があったため、医師に確認したうえでくだものの提供を行うようにしました。家族が面会時に持ってくる甘味を摂取することもありましたが、低血糖や高血糖の症状は見られず、安定していました。

5. 生活リズムの構築による症状の安定

入院中は覚醒の状態や食事・水分摂取にむらがあり、食事とリハビリテーション以外の時間は臥床傾向で座位耐久時間も3時間程度でしたが、特養に入所後は徐々に生活リズムを取り戻し、糖尿病や高血圧のコントロールが安定し、認知症の行動心理周辺症状もほぼ見られなくなりました。日によって多少の覚醒の波はあるものの、7月ごろには決まった生活リズムが形成され、座位耐久性が向上しました。

環境変化などによるQOLの低下（X＋1年1〜4月）

X＋1年1月にCさんと同じユニット内の利用者が新型コロナウイルス感染症（COVID-19）に感染したため、予防の観点からCさんには個室内で一定期間過ごしてもらうこととなりました。翌2月もCさんと同じユニット内の利用者がCOVID-19に感染したことにより、個室内で一定期間を過ごしました。

3月にはCOVID-19感染が落ち着き、個室内対応が解除されたことで通常のユニット運営に戻りましたが、Cさんはこれまでに形成された一定の生活リズムが損なわれたことでスタッフによる声かけに対する反応が鈍くなり、覚醒が悪い日が目立つようになりました。

4月を過ぎると独語や夜間の歯ぎしりが目立つようになったことから、不安定な睡眠状態が確認されはじめ、覚醒が悪い日がさらに目立つようになりました。同時に、食事摂取量のむら（1〜6割）がみられる状況となりました。低血糖や高血糖の症状は確認されないものの、食事摂取量の減少と日常の活動量の変化、認知機能の低下傾向が確認されたことから、医師による服薬全般の見直しが行われることになりました。

減薬による疾病管理とADLの再向上（X＋1年5〜11月）

1. 施設の医師による処方薬の見直し

医師はCさんの状態を総合的に評価して、覚醒の改善のために向精神薬を漸減し、食事摂取量が減少したため糖尿病薬の漸減も開始しました。最終的にはアムロジピンベシル酸塩2.5mg（1回1錠）を1日1回朝食後、リバスチグミン貼付剤（1回1枚）を1日1回、センノシド12mg（1回2錠）を1日1回夕食後にて服薬管理を行いました。食後2時間以内の血糖値が120mg/dLで、低血糖や高血糖の症状が確認されなかったため、経過観察を行い、今後の食事摂取量などに応じて処方内容を検討することになりました。

2. 看護師と介護職員の対応

減薬後、看護師と介護職員は低血糖や高血糖の症状の有無を確認しながら、不規則な生活リズムのなかでも、覚醒時の食事摂取の介助と服薬管理を行いました。また、活動量の低下を改善するために、車いす移乗の一部介助やトイレでの立ち上がりの一部介助、チェア浴での入浴といった生活動作について再評価を行い、ADLおよび座位耐久性の回復をめざしました。
また心身の活性化を図るため、もともとCさんが興味をもっていた音楽アクティビティへの参加をすすめて、生活リズムの再構築のきっかけづくりに努めました。6月には独語や歯ぎしりが消失し、7月にはボランティアによるハーモニカや二胡での昭和歌謡の演奏を楽しむ様子が見られ、8月には法人内のこども園の園児たちの訪問をにこにこしながら迎えるなど、周囲への興味関心を取り戻すようになりました。それに伴い、これまでの生活リズムを徐々に取り戻し、X年以前のADLおよび座位耐久性レベルに近い回復を示しました。
食事は、必要栄養量である1,200kcal/日を継続的に提供しました。減薬以降、覚醒が促されるとともに食事量は徐々に回復傾向を示すものの、1食あたりの摂取状況は2～8割程度（たまに10割）とむらがありました。Cさんがこれまで好んでいた汁ものやのどごしのよいメニューを中心におもに全介助摂取で提供し、摂取状況の記録を通じて栄養状態の継続的なモニタリングを実施しています。
専門職が得た情報は施設の医師と共有し、診断を仰ぎながら糖尿病などの疾患管理とQOL維持のためのケアについて、総合的な経過観察を行っています。

多職種連携による減薬のタイミングと効果

本症例では、Cさんの退院時情報提供を受けて特養の多職種が連携し、病院で行われていた看護・リハビリテーション・栄養管理を可能なかぎり特養内でも実践することを目標としていました。病院から特養へと生活の場が変わっても、Cさんに提供する看護・介護の質を低下させることなく、長期的にCさんの糖尿病管理とQOL向上に取り組んだ結果、一定の効果が見られました。
COVID-19の予防の観点から個室対応を行ったことでQOLの低下が見られた際には、多職種が医師と継続的に連携し、Cさんの生活全体を再評価しました。適切なタイミングで減薬を行うことで、超高齢であるCさんを寝たきりにすることなく、QOLの再向上に一定の効果を得ることができました。本症例を経て、施設スタッフ全員で「あきらめない介護」の重要性を再認識することができました。

＊　＊　＊

特養における糖尿病のある高齢者のケアは疾患の治療・管理を超え、利用者らしい生活をどのように長期的に支えるかという視点が重要です。もちろん、本症例のように入所している糖尿病のある高齢者の服薬・減薬およびQOL向上が効果的に実践できるケースばかりではないことも事実です。しかし、同じ課題に取り組む高齢者福祉施設において、特養ならではの長期的なケアの1症例として少しでも役に立つことを願っています。

コラム 高齢者ケアの視点

病院などからの情報提供書を読み解き、受けとる力

高齢者が特養に入所する際には、医療や福祉サービス利用の経緯を記した情報提供書が提示されます。特養のスタッフは、これらの治療・介護の経過が凝縮された貴重なデータを「点」で理解するだけでなく、「特養へ渡されたバトン」として全体像をとらえて理解するための視点をもつことが求められます。これにより、情報を活用した切れめのない介護が可能になり、多職種連携を通じて質の高い長期的な介護を提供するという特養の使命を果たせるようになります。

病院や外来からの在宅移行に伴う支援：訪問看護の現場から

京都保健会総合ケアステーションわかば訪問看護 日本糖尿病療養指導士 **臼井玲華** うすい・れいか
京都保健会総合ケアステーションわかば訪問看護 京都府糖尿病療養指導士 **奥田美里** おくだ・みさと

症　例

Dさん、80歳代女性。2型糖尿病と高血圧、脊柱管狭窄症、認知症がある。60歳代で2型糖尿病と診断され、交通機関を利用して診療所に通院していた。70歳代前半のときに、HbA1c 9%台のため持効型溶解インスリン製剤の自己注射を開始。血糖自己測定は手技に混乱が生じるため、不要とされた。合併症の状況は、糖尿病性腎症は微量アルブミン尿期（第2期）、糖尿病網膜症は不明、糖尿病性神経障害がある。訪問看護開始時の検査データは身長150.0cm、体重58.0kg、BMI 25.8kg/m^2、HbA1c 11%、クレアチニン（Cre）0.9mg/dL、推算糸球体濾過量（eGFR）45.5mL/min/1.73m^2、アルブミン（Alb）3.9g/dL、HDLコレステロール43mg/dL、LDLコレステロール62mg/dL。

在宅支援の現状

在宅で療養する糖尿病患者の多くは、脳卒中や心不全などの併存疾患をもっており、なかでもインスリン療法を実施する高齢糖尿病患者が抱える課題はとても重要です。加齢に伴って本人が自己管理をできなくなるにもかかわらず、家族のサポートが十分に得られない現状も多くみられています。

認知症をもつDさんの生活状況

リナグリプチン5mg、メトホルミン塩酸塩500mg、テルミサルタン20mg、リバーロキサバン10mgを1日1回朝食後に服用しています。持効型溶解インスリン製剤（インスリングラルギン）20単位を昼前に打っており、血糖測定は看護師が実施しています。認知症の状況は改訂長谷川式簡易知能評価スケール（Hasegawa dementia scale-revised；HDS-R）にて14点でした。

3年前に夫と死別しており、現在は独居です。他府県に娘2人が住んでおり、毎朝・夜に長女と次女が交互に電話で安否確認を行っています。買いもの、掃除、洗濯はおもにホームヘルパーが支援しています。くだものを食べることが大好きで買いものが趣味です。

日常生活動作（activites of daily living；ADL）は室内伝い歩き、屋外は歩行器での生活となっており、要介護度は要介護3です。介護サービスとしては、訪問看護が週2回、ホームヘルパーの訪問が毎日1回、デイサービスを週2回の頻度で利用しています。訪問診療は月に2回です。

訪問看護開始までの状況

X－3年、Dさんは HbA1c が 10%台まで悪化していました。数日間体調不良が続いた際に娘からの電話への応答がなく、また家の鍵が施錠されていたため警察沙汰になり、部屋の中で倒れていたため脱水と尿路感染症で緊急入院しました。その後、地域包括支援センターから訪問看護をすすめられましたが「他人が家に入ってくるのはいや」「人見知りする」などを理由に拒否していました。Dさんの家の鍵は、地域民生委員が協力して預かるようになりました。X年には HbA1c が 11%台となり、インスリン自己注射ができていない可能性があったため、外来主治医の強いすすめでしぶしぶ訪問看護を納得して週1回から開始となりました。

訪問看護での支援の実際

訪問看護開始直後は、インスリン自己注射の状況や血糖値、生活背景の把握、信頼関係の構築を行いました。

1．Dさんの自己管理状況

Dさんは、訪問看護のことを忘れて買いものに出かけてしまうことがあったため、訪問日の朝には電話をかけていました。主治医と相談しながらインスリン注射の作用効果を考慮して、昼食前に訪問して血糖測定を実施していましたが、朝食後の血糖値を知るために、ときどき訪問時間の調整もしていました。昼食前血糖値は 240～300mg/dL、朝食後血糖値は 290～399mg/dL であり、Dさんは「今日はえらい血糖値が高いな……」などと血糖値を気にしている様子が見られました。

部屋には注射針が 600 本以上残っており、経口薬の錠剤も部屋の隅のあちこちに落ちていました。部屋にはごみや衣類が積み重なっており、加齢による体力低下や認知症の進行によって自己管理が不十分になっていました。

2．Dさんの生きかたを知る

Dさんを支えるには、これまでDさんが生きてきた生活背景を知り、Dさんの生きかた

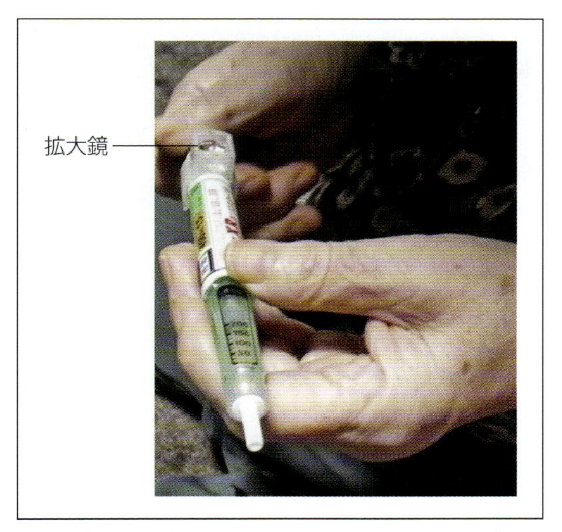

図 1 ● 注射器のめもりを見やすくする工夫
めもり部分に拡大鏡をつけ、視力の低下による問題への対策を行った。

に合わせた支援をすることが大切です。D さんは、3 年前に亡くなった夫も糖尿病があり、夫の介護を長期にわたって一人でがんばってきたことを話してくれました。夫を亡くした喪失感と寂しさ、独居への不安が強くありました。

夫が亡くなる前日には、夫の好きなオレンジやビールを飲ませたことをときどき話してくれました。D さんの家の仏壇には、毎日オレンジが 2 個供えてあり、そのオレンジを朝食に食べるという習慣がありました。

3. インスリン手技の確認

D さんのインスリン自己注射の手技については、訪問時に毎回確認していました。「単位のめもりが見えづらい」と言い、本来は 20 単位のところを 19 単位にして注射しており、注射したあとは 6 秒ほど経つと途中で針を抜いてしまっていました。注射器のめもりには取りつけ式の拡大鏡をつけ、見えやすいよう工夫しました（**図 1**）。また、毎回右腹部の同じ位置に注射を打っていたためしこりができており、手技も自己流になっていました。

長年自己注射をがんばってきた D さんの気持ちを尊重しながら、できていることに目を向けて励まし、手技方法を一緒に確認して自己注射を見守っていきました。

4. 薬の飲み忘れ、打ち忘れを防ぐ工夫

D さんには日記をつける習慣があったため、日記にインスリン自己注射を実施した部位を書いてもらい、忘れないような工夫をしていきました。経口薬は目に留まりやすい冷蔵庫のそばにお薬カレンダーを置き、看護師が 1 週間ぶんの薬をセットするようにしました。

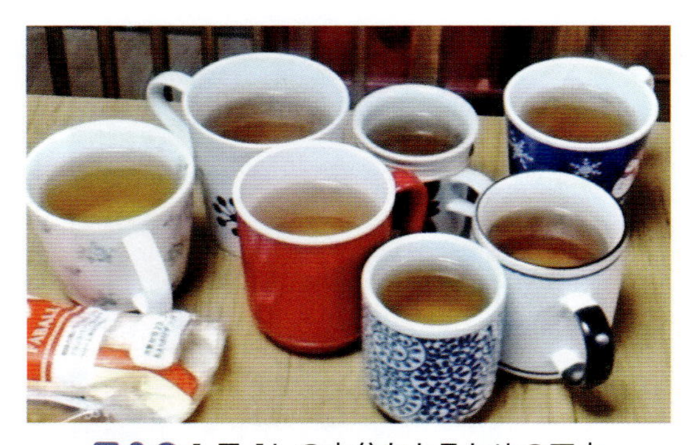

図 2 ● 1 日 1L の水分をとるための工夫
たくさんのコップに小分けに飲みものを準備することで、1 日 1L の水分を確実に負担なく摂取できるようにした。

D さんは薬を忘れずに毎日飲めるようになっていきました。その 4 か月後、HbA1c は 11%から 8%まで改善していました。外来主治医から「D さん、何かあったんか？ 血糖値よくなったな」と褒めてもらえてうれしかった、と D さんは笑顔で看護師に語ってくれていました。

シックデイ・低血糖対策

1. シックデイの対策

夏の時期、庭の手入れをしている途中の D さんから「体に力が入らへん」と訪問看護師に緊急電話が入りました。水分補給をせずに朝から昼まで炎天下で庭作業をしたため、熱中症と下痢を起こして救急受診しました。脱水、尿路感染症も起こしていました。D さんはメトホルミン塩酸塩や、一時期には SGLT2 阻害薬なども服用しており、体調を崩したときには薬の調整が必要でした。D さんの薬は 1 包化されていたため調剤薬局と相談し、シックデイ時などに調整が必要とされる薬は別包にしてわかりやすいように工夫をしました。外来主治医とも相談し、シックデイルールについては「食事量がいつもの半分ならインスリン量も半分にする」などの指示をもらい、D さんにわかるように大きな紙に書いて部屋に貼りました。

また脱水予防のため、もともと水をあまり飲まない D さんに 1 日 1L は水分を取ってもらえるような工夫を一緒に考えました（**図 2**）。

2. 低血糖の対策

あるとき、D さんは朝にデイサービスの送迎車のなかで冷や汗と空腹を感じ、低血糖に

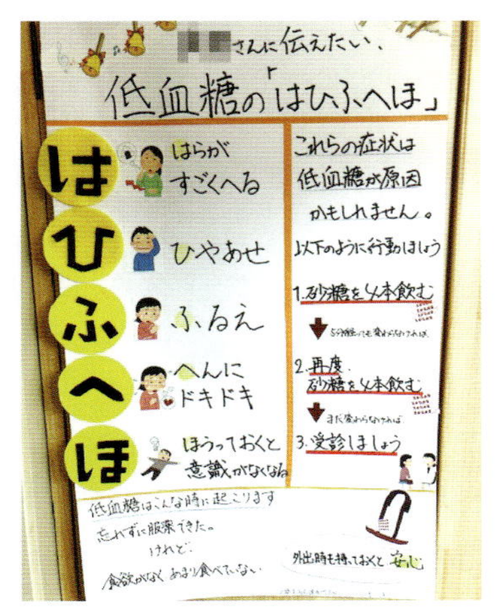

図 3 ● 低血糖ポスター

Dさんが見やすいように大きな文字とイラストを用いたポスターを作成し、目につくところに貼った。

なりました。鞄に入れていたブドウ糖をすぐに飲むことで回復しましたが、「低血糖が起こったら怖いから、デイサービスには行きたくない」と話すようになりました。デイサービスと連携して、出発時に低血糖対策のためにビスケットなどの補食をとることにするなど、D さんが安心して参加できるような対策を考えました。D さんには、絵とわかりやすい言葉で低血糖ポスターを作成し（**図 3**）、D さんにとって安心できるいつもの居場所（テレビを寝転がって見る部屋）にもブドウ糖や補食などを置くことを徹底しました。

D さんの意欲がなくなった時期

1. 入院による認知機能・ADL 低下

X ＋ 3 年の冬、D さんは新型コロナウイルス感染症（COVID-19）を発症しました。室内歩行ができず、インスリン自己注射も実施できなくなったため、緊急入院となりました。入院中のインスリン注射は看護師がすべて実施していました。入院期間が長期になってしまったため、認知機能や ADL もさらに低下してしまいました。D さんが在宅生活を継続するためには、病棟看護師と連携してサービスの増回などを行うことが必要でした。

2. 退院後の支援

退院直後、D さんの家でサービス担当者会議を開催しました。参加者は D さん、長女、ケアマネジャー、訪問看護師、訪問診療医、デイサービススタッフ、ホームヘルパー、薬

表● D さんの 1 週間のサポート体制

	月曜日	火曜日	水曜日	木曜日	金曜日	土曜日	日曜日
午前	デイサービス	訪問看護	ホームヘルパー	デイサービス	訪問看護	ホームヘルパー	ホームヘルパー
午後	デイサービス	ホームヘルパー	訪問診療	デイサービス	居宅療養管理指導	ホームヘルパー	ホームヘルパー

局薬剤師、介護用品業者でした。退院後は D さんのインスリン自己注射や療養生活を支援するために、「特別訪問看護指示書」で 14 日間は毎日訪問看護が入りました。D さんは室内歩行が不安定なため転倒する危険があり、トイレに間に合わずに失禁することも増えたため、生活が困難な状況になっていました。早急に介護ベッドとポータブルトイレを設置し、部屋からトイレまでの動線には手すりをつけました。

また、生活支援のためにホームヘルパーによる支援が開始されました。定期受診についても、外来通院から訪問診療に切り替えました。退院後は毎日朝食後と夕食後に経口薬が処方されていましたが、夕食後の薬の飲み忘れが増えたため、主治医と相談して薬は 1 日 1 回朝食後に変更されました。薬剤師が訪問して居宅療養管理指導を行うことになりました（**表**）。

3. 自己注射のサポート

退院後、D さんからは「針は注射器にどうつけるんやったっけ？ もうわからん」「インスリン注射、めんどうくさい」などという言葉がよく聞かれるようになりました。それに伴い、一つひとつの注射の手順に声かけが必要になっていきました。ホームヘルパーにも、インスリン自己注射の見守り支援をしてもらいました。ホームヘルパーにはインスリン注射の作用や注意事項、後始末などについて書面で説明を行い、心配なことがあれば訪問看護師に相談してもらうことにしました。介護サービス関係者と医療者との連携をとるために、共有ノートを利用しました。

4. ホームヘルパーとの連携

ある日、ホームヘルパーが看護師に「D さんはポテトチップを 1 袋食べていたり、みかんを毎日 2 個も食べていたりするんです。インスリン注射をしているのにこれはダメだと思います！ 糖尿病やのに！」と話しました。そばにいた D さんはうつむいて、黙っていました。翌週の訪問のときに、D さんは「糖尿病もあるし、あんなふうに怒られて情けない。よく部屋でこけるし、生きていても何の楽しみもない……死んだほうがよいかな」と話しました。食べることの楽しみも否定されたと感じ、生きる意欲もなくしてしまったようでした。

看護師はホームヘルパーに「糖尿病があっても食べてはいけないものはない」「糖尿病という偏見をなくしてほしい」「Dさんにとっておいしく食べることが生きる糧になる」「厳しい食事制限の説明は控えてほしい」「チームでDさんを支える意識をもってほしい」といったことを伝えていきました。

＊　＊　＊

Dさんにとっては好きなくだものを食べることは心の栄養であり、生きがいであり、唯一の楽しみでした。糖尿病をもちながら生きていくDさんの願いや思いを汲みとり、Dさんにとって何が最善であるかを考え続けていくことが重要です。Dさんの望みである「家で最期まで暮らしたい」という思いを叶えるために、これからも多職種連携がかかせません。

引用・参考文献

1）臼井玲華ほか．注射血糖降下薬導入後の高齢患者を，在宅ではどう支援するか．糖尿病ケアプラス．21（2），2024，208-12.
2）臼井玲華ほか．“糖尿病症例：認知症と糖尿病を持つ人のケアと共感”．医療現場の共感力．石井均編．京都，金芳堂，2023，114-25.

コラム　高齢者ケアの視点

訪問看護における糖尿病患者とのかかわり

訪問看護では、「糖尿病患者」というよりも「病をもつ人」のケアをするという観点からかかわっています。利用者の生活や家族、社会、経済的環境などを理解して、最期までその人らしく生きることを支えるために、介護・医療の専門職が協働して継続的なケアを提供することが重要です。加齢に伴うADLの低下がある人や入退院をくり返している人など、糖尿病や慢性疾患以外の要因がある場合でも、主治医と相談して早期から訪問看護を導入することが望ましいです。

memo

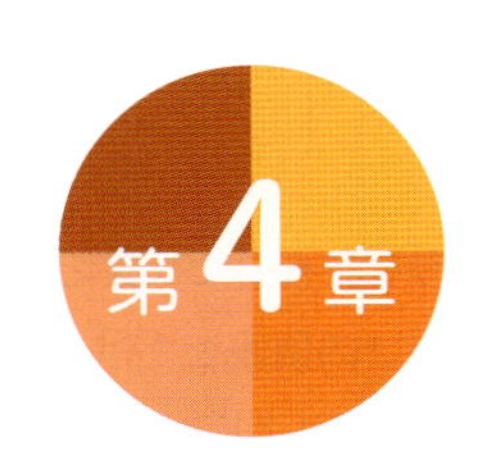

患者や家族にわたせる説明シート

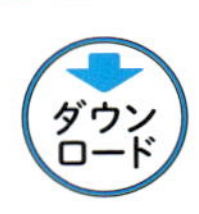

65歳以上の糖尿病患者さんに気をつけてほしいこと

岩手医科大学 医学部 内科学講座 糖尿病・代謝・内分泌内科分野 教授　石垣泰 いしがき・やすし

あなたの血糖管理目標はどこですか？

みなさんが65歳になる前は、HbA1cは7%未満を目標として、6%台になってからもできるだけ血糖値を下げましょうと言われていませんでしたか？

65歳以上になっても、血糖管理は糖尿病合併症の発症や悪化を予防するために大切です。しかし、高齢になると体力や認知機能などが弱ってしまうため、血糖値を下げることだけを優先することはできません。低血糖を起こさないことが重要になるため、インスリン製剤などの低血糖リスクのある薬を使用している場合には、HbA1cが低くなりすぎないように目標の下限の数値が設定されています。

ご自身の健康状態や使用している薬を踏まえて、HbA1cの目標値にあたるものにチェックしてみましょう！

カテゴリーⅠ	カテゴリーⅡ	カテゴリーⅢ
自分のことは一人でできる	買いものや薬の管理がむずかしい	着替えや入浴に助けが必要
□ 7.0%未満	□ 7.0%未満	□ 8.0%未満

インスリン製剤、スルホニル尿素（SU）薬、速効型インスリン分泌促進薬（グリニド薬）を使っている場合

カテゴリーⅠ	カテゴリーⅡ	カテゴリーⅢ
65歳以上75歳未満 □ 6.5%以上 7.5%未満 75歳以上 □ 7.0%以上 8.0%未満	□ 7.0%以上 8.0%未満	□ 7.5%以上 8.5%未満

日本老年医学会・日本糖尿病学会編．“4．カテゴリー分類による血糖コントロール目標”．高齢者糖尿病診療ガイドライン 2023．東京，南江堂，2023，93-5．を参考に作成．

2 血糖値は、高くても低くても注意が必要です

岩手医科大学 医学部 内科学講座 糖尿病・代謝・内分泌内科分野 教授　石垣泰　いしがき・やすし

高血糖

高齢者では感染症などをきっかけに高血糖になりやすくなります！

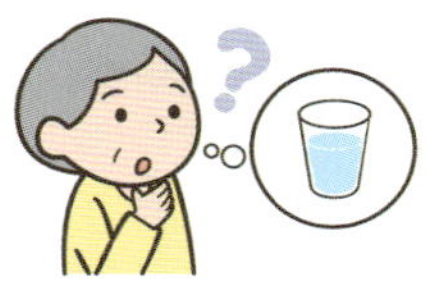

高齢者は高血糖によって起こる喉の渇きを感じにくい……。

水分摂取が不十分になりやすいため、**脱水に注意が必要**です！

さらに

高血糖では

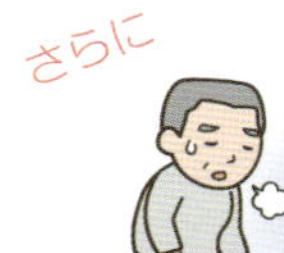

・疲れやすい
・やせる

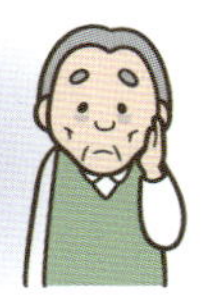

などの体調不良がでてきます。

重症では**昏睡になることもあります。**

低血糖

高齢者では発汗、動悸、手のふるえなどの症状が出にくくなります！

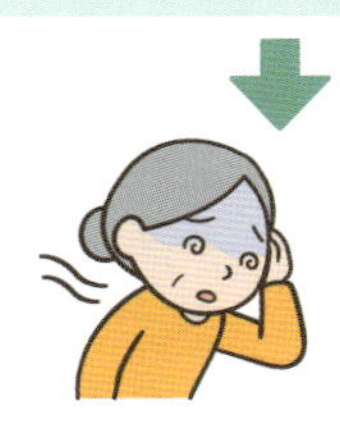

対処が遅れるため、重症の低血糖になりやすい……。

低血糖になると……

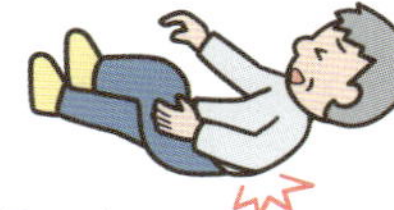

・転倒・骨折をひき起こす
・認知症や心臓の病気のリスクになる

<低血糖を起こすリスクが高い薬>
・インスリン製剤
・スルホニル尿素（SU）薬
・速効型インスリン分泌促進薬（グリニド薬）

これらが処方されている場合、HbA1c が低くなりすぎないように薬を調節されることがあります。

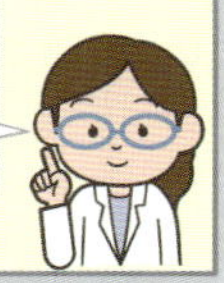

「糖尿病の食事」について誤解していませんか？

大阪公立大学大学院 医学研究科 先端予防医療学 准教授 **福本真也** ふくもと・しんや

糖尿病食は制限食だ！ ➡ 誤解です
適切なエネルギー量と栄養素の組み合わせでつくられた健康食です。肥満だけでなく、やせすぎてしまうことにも注意しましょう。

適切な食事内容はずっと変わらない！ ➡ 誤解です
病状や年齢などの変化によって、見直しや調整が必要です。定期的に主治医と相談して調整しましょう。

食事療法はむずかしい！ ➡ 誤解です
できることからはじめれば大丈夫です。かんたんな方法もあります。

＼かんたんな食事療法の一つ：111 弁当箱健康法をやってみましょう！／

- 3つのステップで、適切なエネルギー量と炭水化物率（50～60%）、たんぱく質率（15～20%）を満たした食事をつくることができます。
- まずは主治医と相談して、自分に合った1日の摂取エネルギー量を設定してもらいます。1食の摂取エネルギー量はその約3分の1であると考えましょう。

ステップ1

1日の摂取エネルギー量または1食の摂取エネルギー量から、自分の**弁当箱の容量**を決めます。右の表に記載の容量に近いものを探してみましょう！

1日の摂取エネルギー量	1食の摂取エネルギー量	容量（cc）	重量（g）
1,200kcal	410kcal	600cc	290g
1,400kcal	480kcal	700cc	340g
1,600kcal	550kcal	800cc	390g
1,800kcal	620kcal	900cc	440g

ステップ2

弁当箱を3等分にして、主食、主菜、副菜をそれぞれ3分の1ずつの分量で入れていきます。主食はおもにご飯、主菜は肉や魚、卵をつかった料理など、副菜は野菜やきのこ類が中心の料理です。ただし、揚げものは1品までにするようにしましょう！

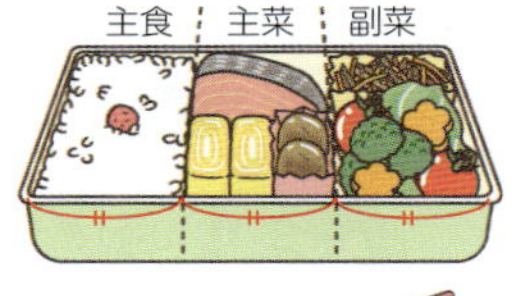

ステップ3

キッチンスケールで弁当の重さを量り、設定された摂取エネルギー量に相当する重さになるように量を調節します。ステップ1の表に記載している重さになるよう調節してください。

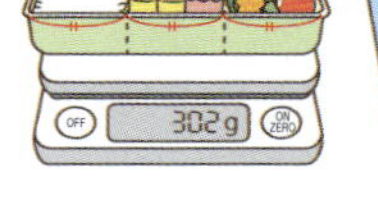

あとは食べるだけ！

111弁当箱健康法ホームページ．福本真也監修．（https://111bentobako.com/，2024年12月閲覧）．を参考に作成．

4 「たんぱく質」に注目！

大阪公立大学大学院 医学研究科 先端予防医療学 准教授 **福本真也** ふくもと・しんや

- 高齢者は、フレイル・サルコペニア予防のためにたんぱく質を十分にとる必要があります。
- 健康な高齢者は、目標体重1kgあたり1.0～1.2g/日以上のたんぱく質を食べることが目標です。摂取エネルギー量全体のうち15～20%をたんぱく質にすることをめざしてみましょう。
- 低栄養のリスクがある高齢者では、目標体重1kgあたり1.2～1.5g/日のたんぱく質を食べるのが目標です。
- 糖尿病性腎症や腎機能の低下がある人は、たんぱく質を減らす必要があります。かならず主治医と相談して調節しましょう。

＼数字で考えるとむずかしくても、111弁当箱健康法ならかんたんにできます！／

➡111弁当箱法でつくった食事のたんぱく質比率は15～20%です。
➡たんぱく質の量は、1日の摂取エネルギー量を何kcalに設定するかによって変化しますが、111弁当箱健康法なら設定に応じた量のたんぱく質がとれます。

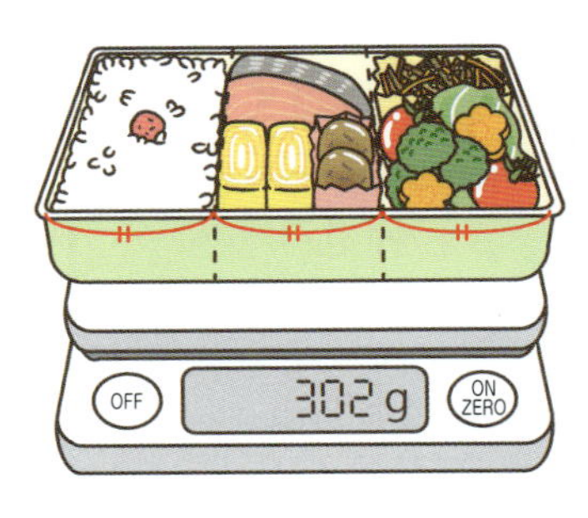

生活強度	1日の摂取エネルギー量	111弁当箱健康法でのたんぱく質量
軽い労作	25～30kcal/目標体重	1.0～1.2g/体重/日
ふつうの労作	30～35kcal/目標体重	1.2～1.4g/体重/日

軽い労作：大部分が座位の静的活動
ふつうの労作：座位中心だが通勤や家事、軽い運動を行う

日本老年医学会ほか編．“高齢者糖尿病の食事療法”．高齢者糖尿病診療ガイドライン 2023．東京，南江堂，2023，105-26．
111弁当箱健康法ホームページ．福本真也監修．（https://111bentobako.com/，2024年12月閲覧）．
藤本浩毅，福本真也ほか．エネルギーコントロール食を実践するための新たな食事療法用デバイスについての予備検討：111弁当箱法．糖尿病．53（9），2010，706-12．を参考に作成．

ご存じですか？「サルコペニア・フレイル」

国家公務員共済組合連合会枚方公済病院 内分泌代謝内科 部長 **田中永昭** たなか・ながあき

まずは確認！

① 両手の親指と人差し指でつくった輪でふくらはぎの周りをかんたんに囲える。

② 信号を渡るとき、渡りきるのはいつも信号が変わるぎりぎりになる。

③ ペットボトルのふたが開けにくい。

④ 直近の1年間で体重が3kg以上減っている。

⑤ いつも疲れているか、または疲れやすいと感じる。

⑥ 1日に20～30分以上歩いていない。

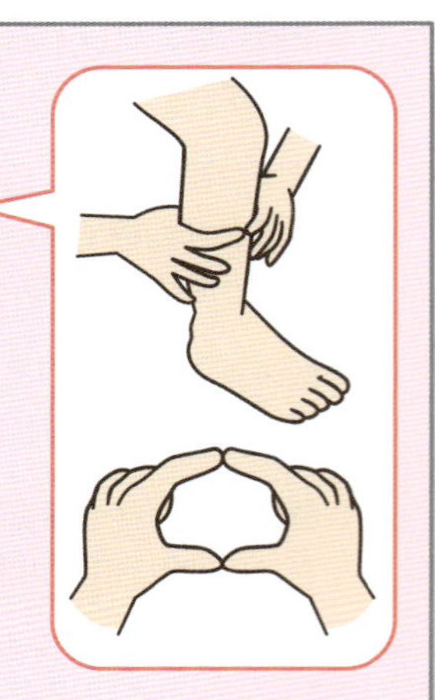

①があてはまる
かつ
②または③どちらかがあてはまる

サルコペニア かもしれません

サルコペニアとは、加齢による筋肉量の減少および筋力の低下のことを指します。

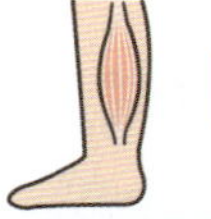

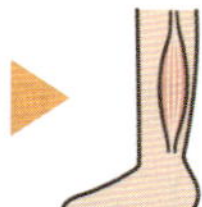

②～⑥のうち3個以上あてはまる

フレイル かもしれません

フレイルとは、健康な状態と要介護状態の中間の段階を指します。

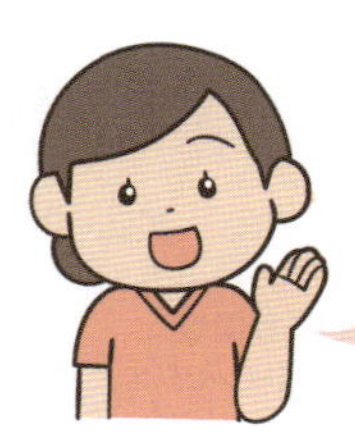

どちらも健康長寿の妨げとなる危険がある状態のため、栄養面・運動面の両方からのサポートが必要です。サルコペニア・フレイルが気になるという人は、医療スタッフにご相談ください！

6 年齢を重ねると「運動ができなくなる」と思っていませんか？

国家公務員共済組合連合会枚方公済病院 内分泌代謝内科 部長 田中永昭 たなか・ながあき

「運動」とは、ジョギングやバスケットボールのようなスポーツ全般だけではなく

日常生活のなかでの身体活動も立派な「運動」です！

身近なことから新しいチャレンジをはじめてみてはいかがでしょうか。

たとえば…

- 家族や友人と遊びに出かける：楽しいことは苦にならない！
- 移動は自転車や車でもよいので、買いものの際にもう 1 軒スーパーに寄ってみる！
- 家の掃除をがんばる：早歩きくらいの効果があります！
- 自宅でできる筋力トレーニングをやってみる！

筋力トレーニングの例 10 回ずつがめやす！

ハーフスクワット

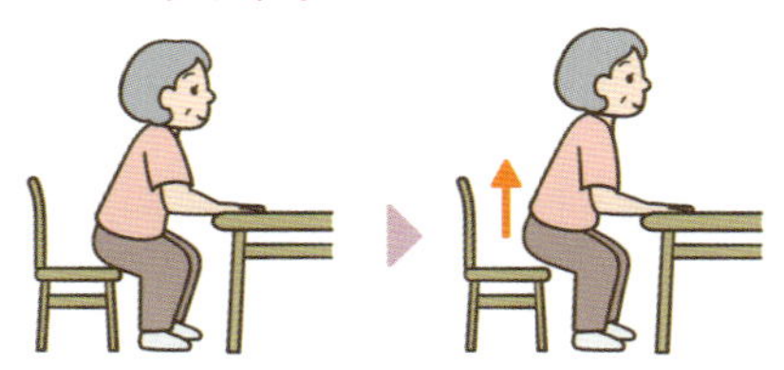

①足を肩幅よりすこし広げて立ちます。
②ゆっくりと息を吐きながら腰を落とします。
③いすに尻がつく直前まで腰を落とし、そのままゆっくり尻を上げます。テーブルに手をついてもかまいません。

ポイント

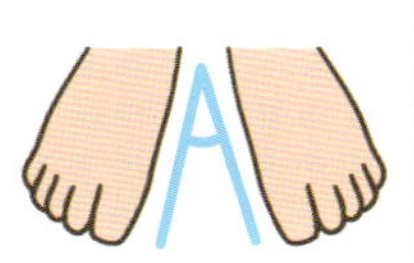

つま先は 30 度ほど外側に向けます。

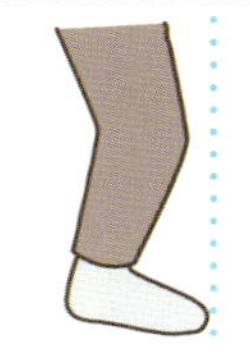

膝がつま先より前に出ないように注意！

ツイスト運動

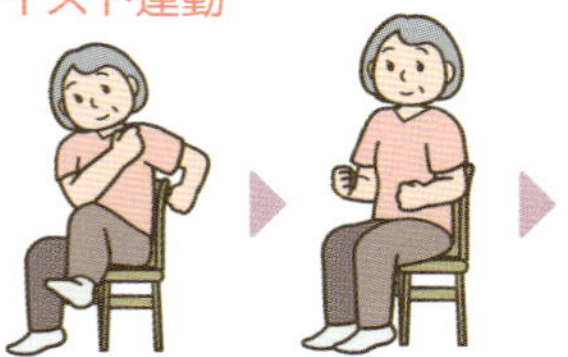

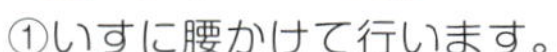

①いすに腰かけて行います。
②右肘を左膝につけるように腰をひねり、膝を上げます。腰をひねるときは、腹筋を使うことを意識してください。
③反対側の手足も同じように行います。

かかと上げ運動

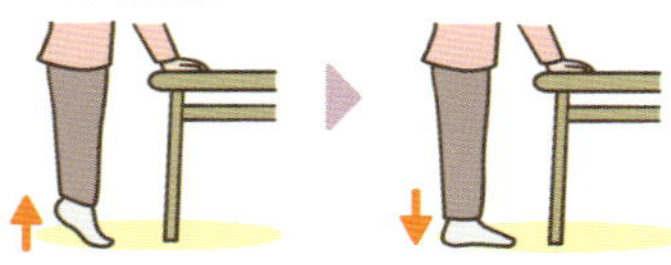

①まっすぐ両足で立ちます。
②かかとを上げます。
③ゆっくりとかかとを下ろします。
いすの背もたれや壁を支えにしてもかまいません。

JADEC ホームページ．日常生活が制限されたときの食事・運動療法．（https://www.nittokyo.or.jp/modules/patient/index.php?content_id=92, 2024 年 12 月閲覧）．を参考に作成．

7 いつものお薬について、あらためて確認しましょう

順天堂大学医学部附属静岡病院 糖尿病・内分泌内科 教授 **野見山崇** のみやま・たかし

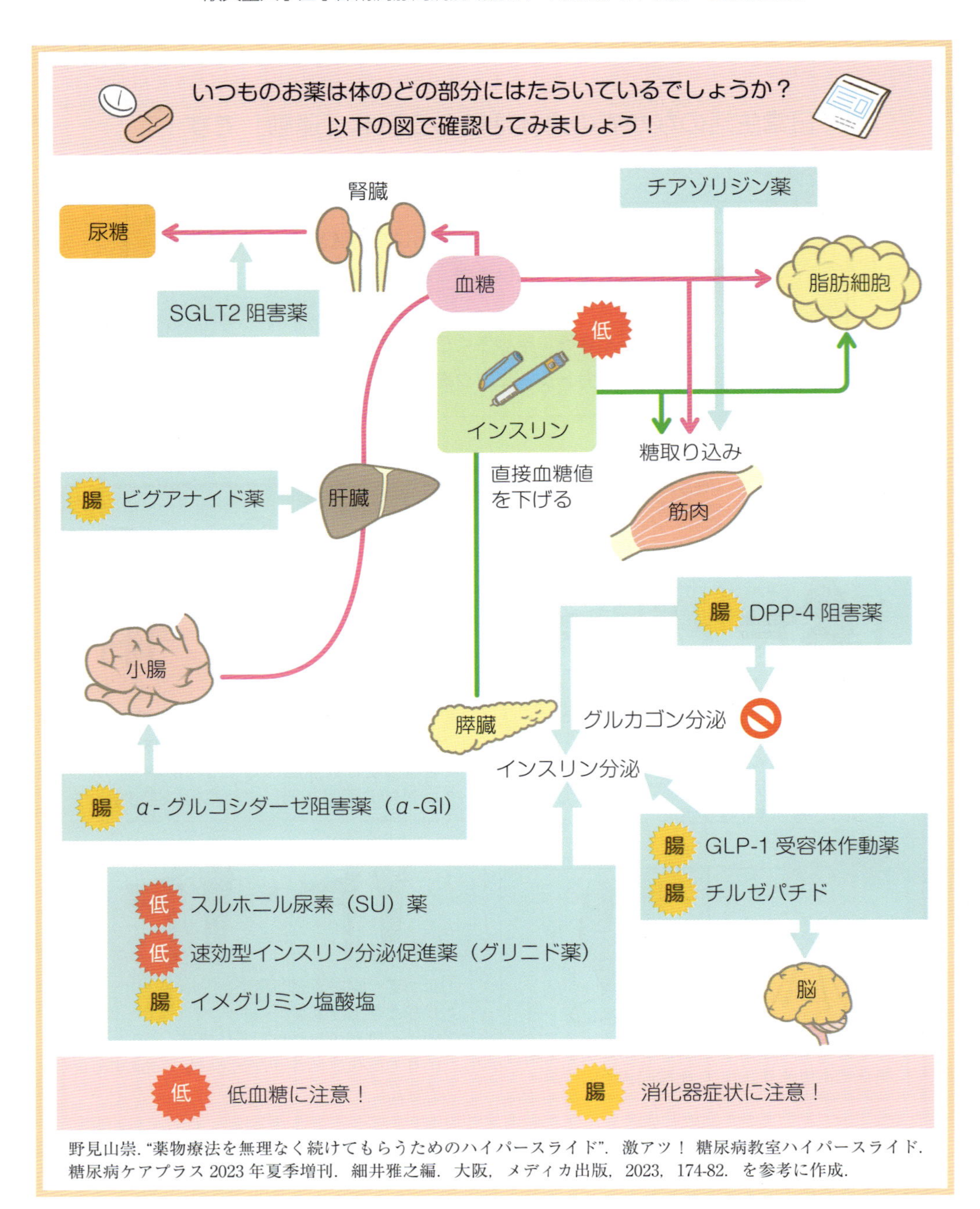

野見山崇. "薬物療法を無理なく続けてもらうためのハイパースライド". 激アツ！ 糖尿病教室ハイパースライド. 糖尿病ケアプラス 2023 年夏季増刊. 細井雅之編. 大阪, メディカ出版, 2023, 174-82. を参考に作成.

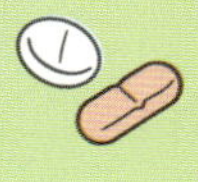

それぞれのお薬にはどんなはたらきがあるでしょうか？
どんな副作用に注意が必要でしょうか？
162ページの図と見比べて、あらためて確認してみましょう！

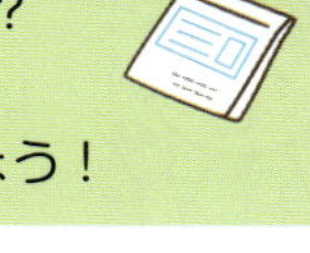

副作用	薬の種類	薬のはたらき	作用する臓器
	SGLT2阻害薬	尿から余分な糖を出すはたらきがある。 尿路感染症に注意！	腎臓
腸	ビグアナイド薬	肝臓から血液中への糖の放出を抑える。 乳酸アシドーシスに注意！	肝臓
腸	α-グルコシダーゼ阻害薬 （α-GI）	糖の吸収をゆっくりにする。	小腸
	チアゾリジン薬	インスリン感受性を改善する。 浮腫に注意！	筋肉
低	スルホニル尿素（SU）薬	インスリンの分泌を促す。	膵臓
低	速効型インスリン分泌促進薬 （グリニド薬）		
腸	イメグリミン塩酸塩		
腸	DPP-4阻害薬	インスリンの分泌を促して、 グルカゴンの分泌を抑える。	膵臓
腸	GLP-1受容体作動薬	インスリンの分泌を促して、 グルカゴンの分泌を抑える。 また食欲を抑制するはたらきがある。	膵臓、脳
腸	チルゼパチド		

低 低血糖に注意！

腸 消化器症状に注意！

薬で困ったことがあったら、いつでもご相談を！

順天堂大学医学部附属静岡病院 糖尿病・内分泌内科 教授 **野見山崇** のみやま・たかし

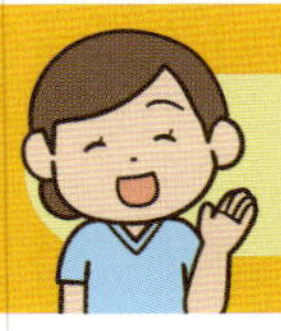

以下のような質問があれば、医療スタッフにご相談ください！

どのようなメカニズムで
効いている薬ですか？

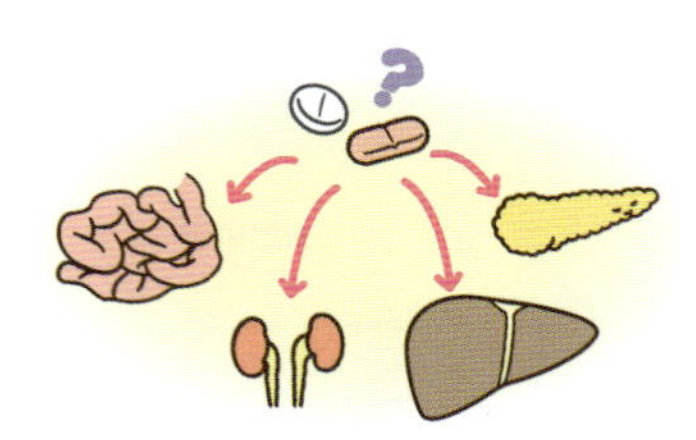

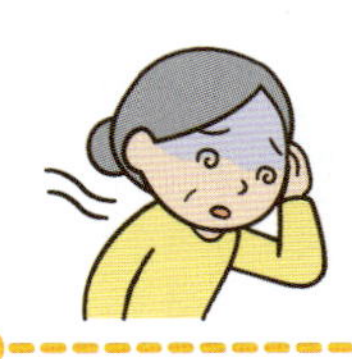

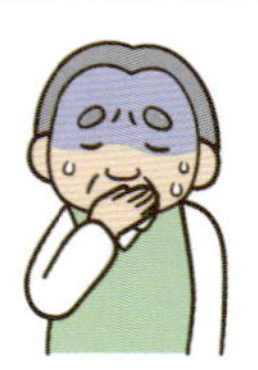

どのような副作用がありますか？

飲み忘れ、打ち忘れた場合は
どうすればよいですか？

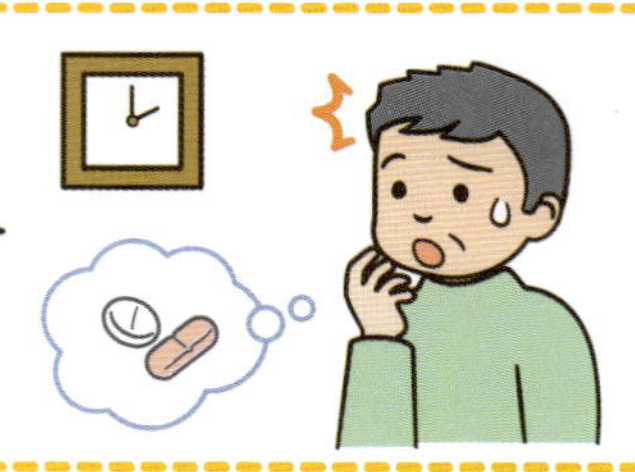

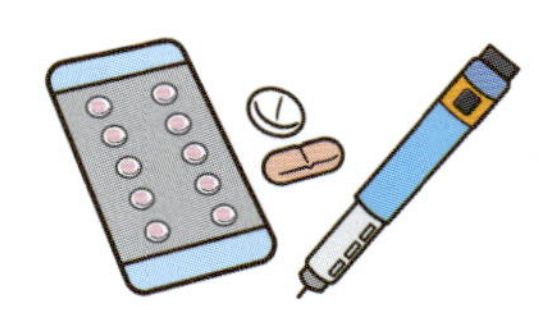

どのくらいの期間、保管が可能ですか？

水以外で薬を飲んでも
よいですか？

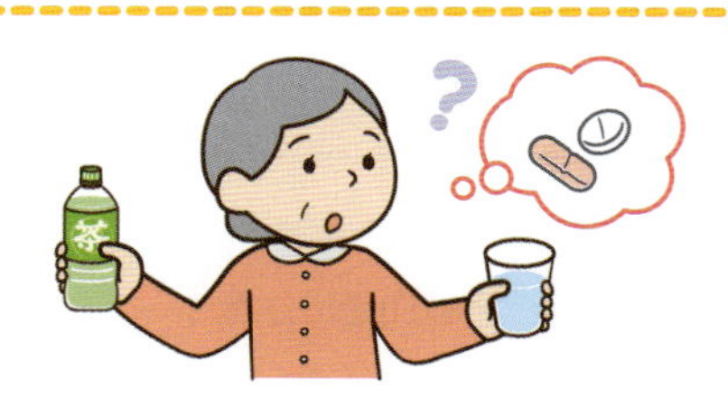

「社会参加」も糖尿病治療のひとつです

八尾徳洲会総合病院 看護部 日本糖尿病療養指導士 **酒井菜穂子** さかい・なおこ

- 高齢者糖尿病における合併症や高血糖、低血糖は老年症候群のリスク因子です
- 老年症候群があることで、糖尿病の治療は困難になります
- 社会活動に参加している高齢者ほど健康状態がよく生きがいを感じています
- 社会参加によって、社会におけるネットワークやサポートが充実します
- 社会参加によって、老年症候群の予防やスムーズな糖尿病治療が期待できます

高齢者糖尿病

○大血管症、細小血管症などの合併症
○高血糖、低血糖
○複数の慢性的な併存疾患

→ 食事・運動・薬物療法が困難になる →

← ハイリスク ←

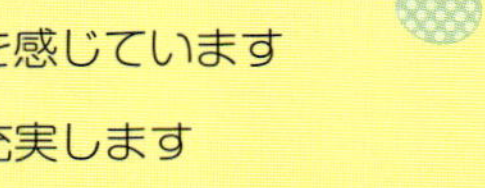

○認知機能障害・認知症
○フレイル・サルコペニア
○視力障害・聴力障害
○転倒・骨折
○排尿障害 など

（複数症状）

↑ スムーズな治療　　↑ 予防

社会参加

良好な健康状態、生きがい、社会におけるネットワークやサポートの充実

①就労

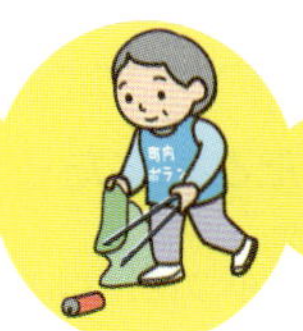
②ボランティア

③自己啓発・生涯学習（趣味）

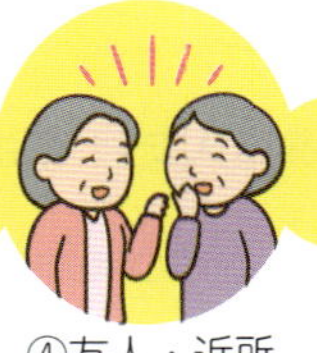
④友人・近所付き合い

⑤通所サービス

健康状態や生活状態に応じて移行 →

患者さんのご家族、介護者のかたに知っておいてほしいこと

八尾徳洲会総合病院 看護部 日本糖尿病療養指導士 **酒井菜穂子** さかい・なおこ

見守ってほしい

●いつもの糖尿病治療ができていますか？

- **糖尿病連携手帳やお薬手帳、治療状況の確認**

治療の状況や薬の処方内容、毎日の注射・服薬や血糖測定が指示どおりできているか、確認してください。

- **食事や水分はとれている？ 動けている？**

１日３回、バランスのとれた食事をしているか、こまめに水分をとっているかを確認してください。また、適度な運動は糖尿病治療としても、フレイル・サルコペニア、脱水予防としても効果的です。

気づいてほしい

●いつもと変わった様子はないですか？

- **低血糖**

高齢者は低血糖を自覚しづらいため、「ぼーっとしている」「反応が悪い」など、いつもと違うときは糖分をとる必要があります。

とくに、インスリン製剤やスルホニル尿素（SU）薬を使用しているとき、いつもより食事量が少ないときは、低血糖に注意が必要です。

- **シックデイ**

発熱、下痢、嘔吐などで食事がとれないときは、水分とおかゆなどの炭水化物をとり、すぐに医療機関を受診します。休薬する薬剤、休薬してはいけない薬剤があるため、あらかじめ主治医に確認しておきましょう。

調整してほしい

●本人だけでは治療がむずかしそうだと感じたら

かかりつけの医療機関で主治医や医療スタッフにご相談ください。お住まいの地域の地域包括支援センターや介護保険窓口で宅配食や介護予防サービス、介護サービス、訪問看護などのサポートの検討をすることができます。

サービスを利用中であれば、ケアマネジャーにご相談ください。

索引

数字・欧文

あ行

か行

さ行

た行

な行

は行

ま行

や行

ら行

● 増刊への感想・提案

このたびは本増刊をご購読いただき、まことにありがとうございました。編集部では今後も、より皆さまのお役に立てる増刊の刊行を目指してまいります。つきましては本書に関するご感想・ご提案などがございましたら、当編集部までお寄せください。また、掲載内容につきましてのご質問などがございましたらお問い合わせください。

● **連絡先：** 〒532-8588　大阪市淀川区宮原3-4-30 ニッセイ新大阪ビル16F
株式会社メディカ出版「糖尿病ケアプラス編集部」
E-mail：DMcare@medica.co.jp

The Japanese Journal of Diabetic Caring Plus　糖尿病ケア⁺（プラス）　2025年春季増刊（通巻266号）

病棟・外来・施設・在宅で使える
高齢糖尿病患者の病態・治療・アプローチ

2025年3月10日発行

編　　集	細井 雅之
発 行 人	長谷川 翔
編集担当	浅田朋香／坂田果織／西川雅子
編集協力	芹田雅子／髙島美穂／加藤明子
イラスト	はやしろみ
デザイン	神原宏一
発 行 所	株式会社メディカ出版 〒532-8588　大阪市淀川区宮原3-4-30 ニッセイ新大阪ビル16F 編　集　電話 06-6398-5048 お客様センター　電話 0120-276-115 E-mail　DMcare@medica.co.jp URL　https://www.medica.co.jp/
広告窓口	総広告代理店　株式会社メディカ・アド 電話 03-5776-1853
組　　版	稲田みゆき
印刷製本	株式会社シナノ パブリッシング プレス

定価（本体 3,200円＋税）

ISBN978-4-8404-8690-3